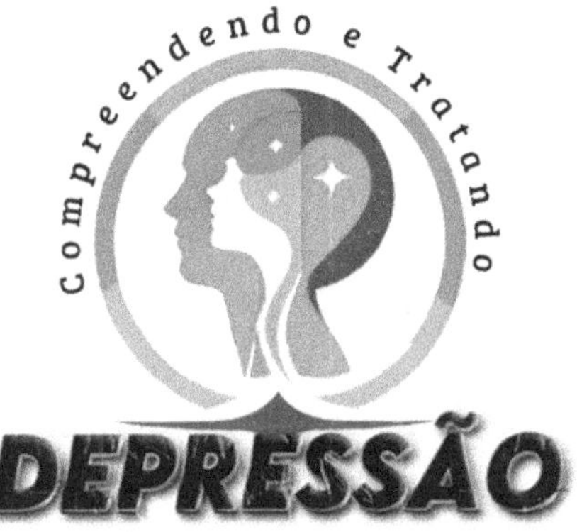
Compreendendo e Tratando
DEPRESSÃO

Primeiras Palavras

A depressão é um tema que todos, em algum momento, já ouviram falar. Muitos conhecem alguém que sofre com essa condição, e outros convivem com ela pessoalmente, em silêncio ou em luta constante para tentar superá-la. Mas, apesar de ser tão comum, a depressão ainda é pouco compreendida, muitas vezes envolta em mitos e preconceitos que dificultam a vida de quem a enfrenta.

Este livro nasce do desejo de desmistificar a depressão e trazer compreensão a quem vive com ela e a quem deseja ajudar. A depressão não é apenas uma "falta de força de vontade" ou uma "tristeza passageira" que alguém pode simplesmente "esquecer". Ela é uma condição complexa, com raízes profundas que podem envolver questões biológicas, emocionais, e ambientais, e sua superação exige mais do que apenas pensamentos positivos. É uma jornada que muitas vezes precisa de apoio, paciência e, acima de tudo, compreensão.

Aqui, vamos explorar o que significa viver com depressão, os desafios e os caminhos para superá-la. Vamos conversar sobre os sintomas, sobre as causas e sobre o impacto que ela tem na vida das pessoas. Vamos falar sobre tratamento – o que funciona, o que é mito, e como cada pessoa pode buscar ajuda de acordo com suas necessidades.

Mas este não é apenas um livro sobre dor. É também um livro sobre resiliência e esperança. Porque, embora a depressão seja uma condição difícil, ela não define quem somos. Este livro é um convite para ver a depressão de forma mais humana e compreender que, por mais sombrio que o caminho pareça, há sempre um horizonte. Cada passo, mesmo o menor, é uma conquista e uma promessa de dias melhores.

Se você está lendo estas primeiras palavras, espero que encontre aqui um espaço seguro, repleto de conhecimento, apoio e esperança. Seja qual for o motivo que o trouxe até aqui, saiba que você não está sozinho. Que este livro possa ser um primeiro passo em direção a uma compreensão mais profunda – e talvez, uma luz no caminho para quem deseja encontrar força e coragem para seguir em frente.

Dirceu Emiliano

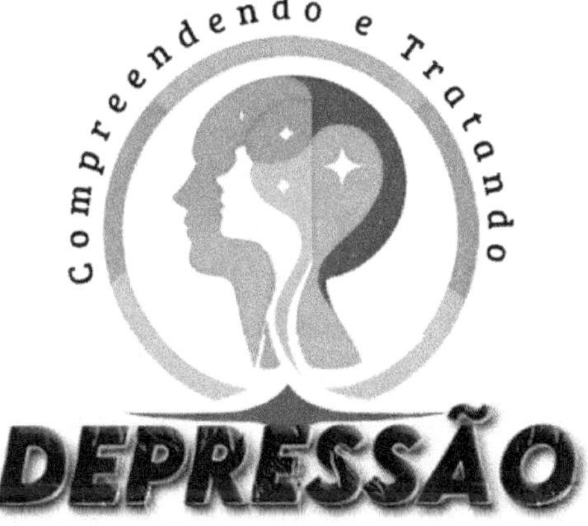

"Nenhuma dor é em vão; mesmo no sofrimento, a vida nos ensina a criar valor a partir do que nos falta."

E53os   Emiliano, Dirceu -1986
.   Compreendendo e Tratando a Depressão/Dirceu Emiliano
– 1ª ed.   Porto Velho – RO : ed. Teaser Publisher
.   122p. : 21cm
.   ISBN: 9798346960515
.   ASIN: B0DKPZNPMZ

        1.   Didático 2. Depressão   3. Saúde Mental
           I. Titulo   II. Emiliano, Dirceu

                                                            B869.3

Dedicatória

Dedico este livro a todos aqueles que enfrentam a escuridão da depressão, às vezes em silêncio, às vezes com voz embargada, mas sempre com coragem, aos que lutam, mesmo nos dias em que levantar da cama parece um desafio imenso.

Às famílias, amigos e profissionais que oferecem apoio, que estendem as mãos e o coração, e que mostram, com pequenos gestos, que ninguém precisa enfrentar isso sozinho.

E, especialmente, a quem ainda busca uma razão para continuar, que este livro seja um lembrete de que, apesar das sombras, há sempre uma chance de encontrar luz novamente.

Índice

Prefácio

Depressão é uma palavra que carrega um peso difícil de medir. Para quem a enfrenta, o mundo parece encoberto por uma névoa espessa, que esconde a alegria, o propósito, e às vezes até mesmo a vontade de seguir adiante. Para quem observa de fora, muitas vezes o sofrimento da pessoa depressiva é um mistério, um enigma que desafia a empatia e exige paciência e compreensão.

Ao escrever este livro, minha intenção não é apenas explicar a depressão de um ponto de vista clínico ou científico, mas também oferecer um guia humano, que ajude a desmistificar essa condição e a tornar mais leve o fardo de quem a carrega. Aqui, você encontrará informações sobre o que a depressão realmente é, como ela se manifesta e o que se sabe sobre suas causas e tratamentos. Mas, mais do que isso, este é um livro sobre resiliência, esperança e a capacidade de transformar a dor em uma força renovadora.

Cada capítulo foi pensado para responder a perguntas comuns e, ao mesmo tempo, desafiar suposições e preconceitos que cercam a depressão. Vamos falar dos diferentes tipos de depressão, do impacto que ela tem nas relações e no trabalho, e dos vários tratamentos que podem ajudar – desde terapias até mudanças de estilo de vida. Este livro também conta com histórias de pessoas que, em algum momento, enfrentaram o peso dessa condição e encontraram, de maneiras únicas, uma forma de seguir em frente.

Acredito que entender a depressão é uma das melhores maneiras de lutar contra ela. E acredito também que existe uma saída – que, mesmo nas noites mais escuras, é possível vislumbrar uma pequena luz, um fio de esperança. Meu desejo é que este livro possa iluminar esse caminho, trazendo não só conhecimento, mas também conforto e apoio, tanto para quem enfrenta a depressão quanto para aqueles que desejam entender melhor e oferecer ajuda.

Se você se encontra entre as páginas deste livro, que ele possa ser uma fonte de alívio e de inspiração. Se você o lê para ajudar alguém próximo, que aqui encontre ferramentas para apoiar com empatia e respeito. E, acima de tudo, que este livro seja um lembrete de que a luta contra a depressão não precisa ser solitária. Existem caminhos, existem mãos estendidas, e sempre existe a chance de dias melhores.

Dirceu Emiliano

Introdução

Apresentação

A depressão é uma das condições de saúde mental mais comuns e, ao mesmo tempo, mais incompreendidas. Ela ultrapassa fronteiras, culturas e idades, afetando milhões de pessoas ao redor do mundo de maneira profunda e silenciosa. Porém, apesar de sua presença tão ampla, a depressão ainda é envolta em muitos mitos e estigmas. Quem não vive essa realidade frequentemente vê a depressão apenas como uma "tristeza exagerada" ou uma "falta de força de vontade". Essas interpretações simplistas não só distorcem o que é realmente viver com depressão, mas também aumentam o sofrimento de quem luta diariamente com ela, muitas vezes em silêncio.

Este livro busca romper com esses estereótipos, oferecendo uma compreensão mais completa, humana e honesta sobre o que é realmente a depressão. Vamos explorar juntos as complexidades dessa condição, suas causas, seus sintomas, e o impacto que ela tem na vida das pessoas e de suas famílias. Para aqueles que nunca enfrentaram a depressão, este livro pretende ser uma janela para essa realidade, ajudando a entender as dificuldades e os desafios diários de quem vive com essa condição. Para aqueles que convivem com ela, espero que estas páginas sejam um alívio, um espaço de empatia e apoio, e uma prova de que você não está sozinho.

Mitos e Realidade sobre a Depressão

Muitos dos preconceitos que envolvem a depressão nascem de uma série de mitos. Antes de entrarmos na compreensão mais profunda desta condição, vamos esclarecer alguns desses mitos e explorar o que a ciência, e a experiência humana, nos mostram como realidade.

1. Mito: "Depressão é só uma tristeza passageira."

- Realidade: A depressão é muito mais que tristeza. Ela é uma condição mental complexa que pode envolver sentimentos profundos de vazio, desesperança e exaustão mental. Ao contrário de uma tristeza momentânea, a depressão interfere significativamente na capacidade de alguém realizar atividades cotidianas e pode durar meses ou anos sem o tratamento adequado.

2. Mito: "Quem tem depressão é fraco ou preguiçoso."

- Realidade: A depressão não é uma questão de força de vontade. Ela envolve fatores biológicos, psicológicos e sociais que vão além do controle pessoal. Pessoas com depressão frequentemente são tão ou mais resilientes do que aquelas sem a condição, mas seu cérebro e corpo passam por uma batalha intensa que, aos olhos dos outros, pode ser invisível.

3. Mito: "Depressão é culpa de quem a tem; basta pensar positivo."

- Realidade: Essa é uma das ideias mais prejudiciais. A depressão não é uma escolha, e uma pessoa não consegue simplesmente "superá-la" com pensamento positivo. Assim como qualquer condição de saúde, a depressão precisa de atenção, apoio e, muitas vezes, tratamento profissional.

4. Mito: "Antidepressivos são uma solução rápida e universal."

- Realidade: Embora os medicamentos possam ser parte importante do tratamento para algumas pessoas, eles não são a solução para todos. A recuperação da depressão geralmente envolve

17

uma combinação de terapias, que pode incluir tratamento medicamentoso, terapia psicológica, mudanças de estilo de vida e, acima de tudo, um ambiente de apoio e compreensão.

Esses mitos são obstáculos que não só dificultam a busca por ajuda, mas também ampliam o sofrimento de quem convive com a depressão. Aceitar que a depressão é uma condição real e complexa é o primeiro passo para apoiarmos aqueles que a enfrentam e para começarmos a compreender a profundidade de suas experiências.

Objetivo do Livro

Este livro não é um manual clínico, nem pretende substituir tratamentos médicos ou psicológicos. Ele é uma combinação de conhecimento científico, experiências reais e um convite à reflexão. O objetivo é oferecer uma compreensão profunda e prática da depressão, abordando desde a definição e os sintomas até os tratamentos, a convivência com a condição, e as histórias de superação e esperança.

A estrutura deste livro foi pensada para guiar o leitor em uma jornada de entendimento e apoio. Na primeira parte, vamos explorar o que realmente é a depressão, desvendando suas causas e sintomas e desmistificando as ideias erradas que cercam a condição. Na segunda parte, vamos *discutir os caminhos de tratamento: como a terapia, os medicamentos e as mudanças de estilo de vida podem ser ferramentas valiosas. E, finalmente, a última parte foca nos desafios e nas conquistas, abordando a superação, a importância do apoio familiar e social, e a esperança de uma vida melhor.*

Se você está lendo este livro para ajudar a si mesmo, espero que encontre informações e reflexões que o inspirem e confortem. Se você está lendo para apoiar alguém, que estas páginas ajudem a construir empatia e compreensão, mostrando que cada pessoa lida com a depressão de uma forma única.

A depressão é um desafio profundo e, por vezes, esmagador. Mas a história da depressão não precisa terminar em escuridão. Existe um caminho para dias mais leves e esperançosos, e, mesmo que a estrada seja longa e incerta, a busca pela luz vale a pena. Que este livro seja um guia e uma companhia no caminho, lembrando a cada leitor que o entendimento, o apoio e a esperança podem transformar até as experiências mais difíceis.

Parte I: Entendendo a Depressão

Capítulo 1

"A depressão nos convida a olhar para dentro, para descobrir os cantos que evitamos iluminar."

O que é Depressão?

1.1 Definição de Depressão

A depressão é uma condição de saúde mental complexa e multifacetada que afeta milhões de pessoas em todo o mundo. Ela vai muito além de uma tristeza momentânea e interfcrc significativamente em como uma pessoa pensa, sente e lida com as atividades cotidianas. A depressão pode ser desencadeada por eventos específicos ou, em muitos casos, pode surgir sem uma razão clara, tornando-se difícil para a pessoa entender ou explicar sua origem.

Do ponto de vista clínico, a depressão é diagnosticada quando os sintomas perduram por pelo menos duas semanas e afetam seriamente a vida diária do indivíduo. Os sintomas podem variar de pessoa para pessoa, mas incluem sentimentos persistentes de tristeza, desesperança, perda de interesse em atividades que antes eram prazerosas, fadiga constante, dificuldade de concentração, alterações no apetite e no sono, entre outros. A depressão também pode causar sintomas físicos, como dores de cabeça, dores musculares e até problemas digestivos.

Ao contrário do que muitos acreditam, a depressão não é uma falha de caráter ou uma falta de força de vontade. É uma condição de saúde que envolve uma complexa interação de fatores biológicos, psicológicos e sociais. Em muitos casos, é o resultado de um desequilíbrio químico no cérebro, especialmente em neurotransmissores como a serotonina e a dopamina, que regulam o humor, o sono e a sensação de prazer. Esses fatores químicos interagem com o ambiente e as experiências pessoais, criando uma combinação única para cada pessoa.

1.2 Diferença entre Tristeza e Depressão Clínica

Um dos maiores desafios para entender a depressão é diferenciá-la de sentimentos comuns de tristeza, que todos experimentam em algum momento da vida. Tristeza é uma emoção normal, que surge como resposta a situações de perda, desapontamento ou frustração. Ela é passageira e tende a diminuir com o tempo, permitindo que a pessoa retome suas atividades e continue com suas rotinas.

A depressão, por outro lado, é um estado persistente e avassalador que não se dissolve facilmente com o passar do tempo. Para uma pessoa com depressão, as emoções são intensas e constantes, como se uma nuvem densa e sombria cobrisse todos os aspectos da vida. Mesmo atividades que antes traziam alegria podem se tornar vazias e sem significado. Além disso, a depressão frequentemente impede a pessoa de realizar atividades básicas do cotidiano, como cuidar da higiene pessoal, trabalhar ou até mesmo socializar.

Um dos aspectos mais angustiantes da depressão clínica é a sensação de que essa escuridão não vai embora. Ao contrário da tristeza, que diminui com o tempo e com novas experiências, a depressão pode durar meses ou anos sem tratamento adequado. Para muitas pessoas, a ideia de "sair disso" parece impossível, pois a doença rouba a esperança e mina a capacidade de enxergar qualquer solução. Por isso, a depressão clínica requer uma abordagem muito mais profunda e, muitas vezes, o apoio de profissionais de saúde mental.

1.3 Tipos de Depressão

A depressão não é uma condição única; ela se manifesta de diferentes formas e em diferentes intensidades. Conhecer os tipos de depressão é essencial para entender como ela pode se apresentar e para identificar os tratamentos mais adequados para cada caso.

1. Depressão Maior (Transtorno Depressivo Maior)

- Esse é o tipo mais conhecido de depressão, caracterizado por episódios de intensa tristeza, desmotivação e perda de interesse em atividades diárias. Pessoas com depressão maior podem enfrentar esses sintomas por semanas, meses ou até anos, e eles tendem a impactar todas as áreas da vida. Para o diagnóstico, é comum observar a presença de cinco ou mais sintomas característicos (como insônia, alteração de apetite, falta de energia, entre outros) por um período de pelo menos duas semanas.

2. Transtorno Depressivo Persistente (Distimia)

- A distimia é uma forma mais leve, mas duradoura, de depressão. Os sintomas são menos intensos do que na depressão maior, mas podem durar por anos, com poucos períodos de alívio. Pessoas com distimia frequentemente sentem que estão em uma "neblina" constante, dificultando a capacidade de aproveitar a vida. Por ser uma condição prolongada, muitas pessoas aprendem a viver com os sintomas, sem perceber que estão enfrentando uma forma de depressão.

3. Transtorno Bipolar (Antigamente chamado de Transtorno Maníaco-Depressivo)

- No transtorno bipolar, a pessoa alterna entre períodos de depressão e episódios de mania ou hipomania (um estado elevado de energia e euforia). Durante a fase depressiva, os sintomas são semelhantes aos da depressão maior. No entanto, a fase maníaca pode incluir comportamentos impulsivos, fala acelerada e uma sensação de grandiosidade. Esse transtorno exige um tratamento específico, que envolve o acompanhamento cuidadoso de um profissional.

4. Depressão Pós-Parto

- Muitas mães experimentam um breve período de tristeza após o parto, conhecido como "baby blues". No entanto, algumas mulheres desenvolvem uma forma mais séria de depressão, que pode durar meses ou até mais. A depressão pós-parto interfere na capacidade da mãe de cuidar de si e do bebê, podendo envolver sentimentos de culpa, desesperança e uma forte ansiedade em relação à maternidade.

5. Transtorno Afetivo Sazonal (TAS)

- O transtorno afetivo sazonal ocorre em certas épocas do ano, geralmente no outono e no inverno, quando a exposição à luz solar é reduzida. Os sintomas incluem tristeza, baixa energia, aumento de apetite e vontade de dormir mais do que o habitual. Esse tipo de depressão é mais comum em países com invernos rigorosos e pode ser tratado com terapia de luz, além de outras intervenções.

6. Depressão Psicótica

- Em casos mais graves, a depressão pode estar acompanhada de sintomas psicóticos, como delírios e alucinações. Esses sintomas podem fazer com que a pessoa acredite em coisas irreais, como que ela é culpada de algo terrível ou que está sendo perseguida. A depressão psicótica exige tratamento imediato e geralmente envolve o uso de medicamentos antipsicóticos e antidepressivos.

7. Depressão Atípica

- Esse subtipo de depressão apresenta sintomas um pouco diferentes, como aumento de apetite, sono excessivo e uma resposta emocional intensa a eventos positivos. Embora o nome "atípica" sugira algo incomum, esse tipo de depressão é bastante frequente e responde bem a tratamentos específicos.

Compreender esses diferentes tipos de depressão ajuda a mostrar que a experiência com a condição pode ser muito variada, e que o tratamento precisa ser individualizado, respeitando as particularidades de cada pessoa. Cada tipo de depressão demanda um olhar único e uma abordagem específica, reforçando a importância do diagnóstico correto e do apoio profissional.

Esse capítulo estabelece as bases para entender a complexidade da depressão. Definir o que é depressão e diferenciá-la da tristeza comum são passos fundamentais para combater o estigma e encorajar a busca por ajuda. Ao conhecer os diferentes tipos, torna-se mais fácil entender que a depressão é uma condição ampla, com múltiplas faces e necessidades, e que existe, para cada pessoa, um caminho possível para o alívio e a recuperação.

Capítulo 2

"A escuridão da depressão revela o valor da luz que esquecemos de buscar dentro de nós."

Causas e Fatores de Risco

A depressão é uma condição complexa e multifatorial, o que significa que não existe uma única causa que explique por que alguém desenvolve depressão enquanto outra pessoa em circunstâncias semelhantes não a desenvolve. Em vez disso, a depressão resulta de uma combinação de fatores biológicos, genéticos, ambientais, sociais e psicológicos que se entrelaçam de forma única em cada pessoa. Neste capítulo, vamos explorar esses fatores e compreender melhor como eles contribuem para o surgimento e a manutenção da depressão.

2.1 Genética e Biologia

Uma das áreas mais estudadas na tentativa de entender a depressão é a genética. Diversas pesquisas indicam que a depressão pode ter uma base genética, ou seja, que ela pode ser mais comum em pessoas com histórico familiar da doença. No entanto, a genética não atua de forma isolada, e ter um parente com depressão não significa que uma pessoa desenvolverá a condição. Em vez disso, a genética parece aumentar a predisposição para a depressão, o que significa que, em combinação com outros fatores, essa pessoa pode ter um risco maior de desenvolver a condição.

Além da predisposição genética, estudos têm mostrado que a biologia do cérebro desempenha um papel crucial na depressão. A depressão está associada a desequilíbrios em neurotransmissores, como a serotonina, dopamina e norepinefrina – substâncias químicas que ajudam a regular o humor, o apetite, o sono e a resposta ao estresse.

Esses neurotransmissores atuam como "mensageiros" no cérebro e, quando seus níveis são alterados, podem contribuir para sintomas depressivos. O tratamento com medicamentos antidepressivos, por exemplo, age na regulação desses neurotransmissores, ajudando a equilibrar o humor.

Além disso, estruturas cerebrais específicas, como o hipocampo, a amígdala e o córtex pré-frontal, também estão envolvidas na depressão. Pesquisas revelam que pessoas com depressão crônica podem ter um hipocampo menor, o que influencia a regulação das emoções e da memória. O córtex pré-frontal, responsável pelo planejamento e pela tomada de decisões, também pode ser menos ativo em pessoas com depressão, dificultando o foco e a resolução de problemas.

Esses fatores biológicos ajudam a entender por que a depressão é mais do que uma questão de "pensamento positivo" e requer, muitas vezes, uma abordagem de tratamento que inclua aspectos biológicos.

2.2 Fatores Ambientais e Sociais

Os fatores ambientais e sociais também desempenham um papel central na origem e manutenção da depressão. Eventos estressantes ou traumáticos, como perdas familiares, separações, desemprego ou abuso, podem desencadear episódios depressivos, principalmente em pessoas que já têm uma predisposição para a condição. A perda de um ente querido, por exemplo, é um evento extremamente doloroso que pode levar ao desenvolvimento de sintomas depressivos duradouros, especialmente se a pessoa não tiver uma rede de apoio para lidar com a dor.

Além de eventos traumáticos, o estresse crônico também é um fator significativo. Pessoas que vivem em ambientes de alta pressão, como locais de trabalho muito exigentes ou relacionamentos abusivos, estão em maior risco de desenvolver depressão. O estresse contínuo eleva os níveis de cortisol, o hormônio do estresse, que, em altos níveis, pode interferir na função cerebral e prejudicar o humor.

O ambiente social também desempenha um papel importante. A solidão e o isolamento social, por exemplo, são fatores de risco significativos para a depressão. Em uma sociedade cada vez mais conectada digitalmente, mas menos conectada emocionalmente, o isolamento é uma realidade crescente. A falta de vínculos sociais sólidos e de uma rede de apoio emocional torna as pessoas mais vulneráveis à depressão, pois elas têm menos pessoas em quem confiar ou com quem desabafar.

Outros fatores sociais, como discriminação, pobreza e desigualdade, também podem afetar a saúde mental de maneira significativa. Pessoas que enfrentam desafios como o racismo, a homofobia ou o preconceito de qualquer natureza estão expostas a um estresse adicional que pode aumentar o risco de depressão. Da mesma forma, condições financeiras precárias ou o desemprego são fatores que geram estresse constante e afetam diretamente o bem-estar mental.

2.3 Papel da Personalidade

Outro fator importante na depressão é a personalidade. Traços de personalidade específicos podem tornar algumas pessoas mais suscetíveis à depressão do que outras. Isso não significa que a personalidade cause a depressão, mas certos traços podem aumentar a vulnerabilidade ao estresse e, consequentemente, ao desenvolvimento de sintomas depressivos.

1. Perfeccionismo

- Pessoas com traços de perfeccionismo tendem a colocar expectativas extremamente altas em si mesmas e, muitas vezes, têm dificuldade em aceitar falhas ou erros. Esse padrão de pensamento pode gerar sentimentos de frustração, autoexigência excessiva e baixa autoestima, tornando-as mais propensas à depressão. A busca constante pela perfeição cria um ciclo de insatisfação, onde qualquer resultado aquém do ideal é percebido como fracasso.

2. Sensibilidade Emocional

- Pessoas que são naturalmente mais sensíveis às emoções, tanto positivas quanto negativas, podem ter mais dificuldades para lidar com situações estressantes. A sensibilidade emocional pode levar a uma maior reatividade a críticas e à tendência de "ruminar" pensamentos negativos. Esse tipo de pensamento repetitivo intensifica sentimentos de desesperança e culpa, características comuns na depressão.

3. Baixa Autoestima e Autocrítica

- Pessoas com baixa autoestima e uma tendência a serem autocríticas também estão em maior risco de depressão. Elas costumam se ver de forma negativa e muitas vezes duvidam de seu próprio valor. Quando situações difíceis surgem, esses indivíduos têm mais dificuldade em encontrar força interna para lidar com os desafios, o que pode agravar o quadro depressivo.

4. Pessimismo e Ruminância

- O pessimismo, ou a tendência de ver o mundo e o futuro de forma negativa, é outro traço associado à depressão. Pessoas pessimistas geralmente esperam o pior dos eventos e acreditam que os problemas são permanentes e incontroláveis. Esse padrão de pensamento alimenta a ruminância, ou a repetição constante de pensamentos negativos, que é um dos principais fatores que mantêm a depressão.

5. Dependência de Validação Externa

- Algumas pessoas têm uma tendência maior a buscar validação externa, ou seja, dependem da aprovação de outras pessoas para se sentirem bem consigo mesmas. Quando essa validação falta, ou quando enfrentam críticas, essas pessoas têm uma chance maior de se sentirem desvalorizadas e deprimidas, pois seu senso de identidade e valor depende muito da aceitação dos outros.

Esses traços de personalidade não são, por si só, "culpados" pela depressão, mas tornam algumas pessoas mais vulneráveis aos efeitos do estresse e dos desafios da vida. Compreender esses fatores pode ser útil para ajudar as pessoas a desenvolverem estratégias para lidar com suas próprias características e diminuir o risco de entrar em um quadro depressivo.

Este capítulo nos mostrou que a depressão é resultado de uma interação complexa de fatores biológicos, ambientais e psicológicos. Conhecer essas causas e fatores de risco nos ajuda a entender que a depressão não é uma escolha ou uma fraqueza, mas sim uma condição real e multifatorial. Isso abre caminho para uma abordagem mais compassiva e eficaz, onde o tratamento pode se concentrar não apenas nos sintomas, mas nas raízes da depressão para proporcionar um alívio duradouro.

Nos próximos capítulos, vamos explorar como esses fatores se manifestam em diferentes tipos de depressão e como a compreensão deles pode auxiliar na busca por tratamentos eficazes e na construção de uma vida mais saudável e equilibrada.

Capítulo 3

"A depressão é uma passagem — escura e difícil —, mas ainda assim, uma passagem que leva à luz."

Sintomas e Sinais

Identificar os sintomas e sinais de depressão é um passo essencial para compreender a condição e buscar ajuda adequada. Embora a depressão seja frequentemente associada a sentimentos de tristeza, a experiência vai muito além disso. Os sintomas podem se manifestar de várias formas e em diferentes intensidades, afetando não apenas a mente, mas também o corpo e o comportamento. Neste capítulo, vamos explorar os principais sintomas emocionais, físicos e comportamentais da depressão, além de discutir como identificar os sinais de alerta que podem indicar a necessidade de intervenção imediata.

3.1 Sintomas Emocionais e Psicológicos

Os sintomas emocionais e psicológicos são geralmente os mais associados à depressão e os primeiros a serem notados. Esses sintomas afetam a forma como a pessoa se sente, pensa e reage aos desafios do dia a dia.

1. Sentimentos de Tristeza Profunda e Desesperança

- A tristeza profunda e persistente é um dos principais sintomas da depressão. Ao contrário da tristeza comum, que geralmente passa com o tempo ou com eventos positivos, essa tristeza parece constante e imutável, fazendo com que a pessoa sinta que nunca vai melhorar. Esse sentimento de desesperança pode ser tão intenso que a pessoa perde o interesse em fazer planos para o futuro.

2. Perda de Interesse e Prazer em Atividades

- Pessoas com depressão frequentemente perdem o interesse por atividades que antes eram prazerosas, como hobbies, esportes, relacionamentos e até mesmo o trabalho. Esse sintoma, chamado de anedonia, é especialmente angustiante, pois a pessoa sente que nada parece mais trazer alegria ou satisfação.

3. Baixa Autoestima e Sentimentos de Culpa

- A depressão muitas vezes faz com que a pessoa tenha uma visão distorcida e negativa de si mesma. Ela pode sentir uma culpa exagerada por coisas triviais ou por eventos que estão fora de seu controle. A autoestima despenca, e a pessoa frequentemente se sente inútil, fracassada e indigna de amor ou felicidade.

4. Dificuldade de Concentração e Tomada de Decisões

- A depressão interfere na capacidade de pensar com clareza e tomar decisões. Atividades que exigem foco, como ler ou trabalhar, tornam-se difíceis, e a pessoa sente que não consegue se concentrar em nada. Essa dificuldade de concentração é agravada por uma sensação de "mente vazia" ou "nevoeiro mental".

5. Pensamentos Negativos e Ideias de Morte

- Em casos mais graves, a depressão pode levar a pensamentos intrusivos e persistentes sobre a morte ou o suicídio. Esses pensamentos podem começar como uma simples indiferença à vida e evoluir para planos específicos de suicídio. É crucial que esses pensamentos sejam levados a sério e tratados com apoio profissional.

3.2 Sintomas Físicos e Comportamentais

A depressão não afeta apenas o estado emocional; ela também tem um impacto significativo no corpo e no comportamento da pessoa. Muitas vezes, esses sintomas físicos e comportamentais são ignorados ou atribuídos a outras causas, mas são sinais claros de que algo está errado.

1. Alterações no Apetite e no Peso

- A depressão pode causar uma perda ou aumento significativo do apetite, o que leva a mudanças drásticas no peso corporal. Algumas pessoas perdem completamente o interesse pela comida e podem emagrecer rapidamente, enquanto outras buscam conforto em alimentos, especialmente aqueles ricos em açúcar e gordura, e acabam ganhando peso.

2. Problemas de Sono

- Distúrbios do sono são comuns em pessoas com depressão. A insônia é um sintoma frequente, especialmente a dificuldade em adormecer ou permanecer dormindo. Por outro lado, algumas pessoas com depressão podem sentir uma necessidade excessiva de sono, chamada hipersonia, e passam longas horas dormindo, mas ainda assim se sentem cansadas.

3. Fadiga e Falta de Energia

- A depressão drena a energia da pessoa, fazendo com que ela se sinta constantemente exausta, mesmo após longas noites de sono. Essa falta de energia torna tarefas diárias, como tomar banho ou sair de casa, desafiadoras e pode levar a um estilo de vida sedentário.

4. Dores e Desconfortos Sem Explicação Médica

- Muitas pessoas com depressão experimentam dores físicas, como dores de cabeça, dores musculares e problemas digestivos, que não têm uma causa médica clara. Esses sintomas físicos refletem a conexão entre o estado emocional e o corpo, e podem ser um sinal importante de que a pessoa precisa de ajuda.

5. Isolamento Social e Comportamento Evitativo

- A depressão frequentemente leva ao isolamento, pois a pessoa pode sentir que é um "peso" para os outros ou que não tem energia para socializar. Ela começa a evitar interações e se distancia de amigos, familiares e colegas de trabalho. Esse comportamento de evasão intensifica o sentimento de solidão e agrava o quadro depressivo.

3.3 Identificando Sinais de Alerta

Reconhecer os sinais de alerta da depressão é crucial para uma intervenção precoce e para a busca de apoio profissional. Alguns desses sinais indicam um risco iminente e precisam ser tratados com urgência.

1. Pensamentos Suicidas

- Quando uma pessoa começa a ter pensamentos de autolesão ou suicídio, é um sinal claro de que precisa de ajuda imediata. Comentários como "Eu preferia não estar aqui" ou "A vida não vale mais a pena" são indicadores de que ela está em um ponto crítico e deve ser ouvida e apoiada.

2. Mudanças Extremas no Comportamento

- Mudanças abruptas no comportamento, como um aumento repentino no consumo de álcool, uso de drogas, mudanças drásticas na aparência ou em atividades diárias, podem indicar que a pessoa está lutando com sintomas graves de depressão. Esses comportamentos podem ser tentativas de lidar com a dor emocional e são sinais de que a pessoa está em sofrimento.

3. Afastamento Completo da Vida Social e Profissional

- Quando alguém com depressão começa a abandonar completamente atividades importantes, como o trabalho ou os relacionamentos, isso pode ser um sinal de que o quadro está piorando. A pessoa pode sentir que não consegue mais lidar com as responsabilidades ou que não tem motivação para se envolver em qualquer tipo de atividade.

4. Desespero e Falta de Esperança

- Sentimentos de desespero e a sensação de que "nada vai melhorar" são sinais de que a pessoa perdeu completamente a esperança e não vê uma saída para sua situação. Esses pensamentos podem ser um indicativo de depressão profunda e precisam de atenção urgente.

5. Falta de Cuidado Pessoal e Negligência

- Quando a pessoa começa a negligenciar sua própria saúde e aparência, isso pode ser um sinal de que ela perdeu o interesse em si mesma e em sua vida. Esse descuido pode incluir desde a falta de higiene pessoal até a recusa em buscar tratamento médico para problemas de saúde.

Este capítulo mostra a variedade de sintomas que a depressão pode apresentar, enfatizando que ela afeta não apenas o emocional, mas também o físico e o comportamento das pessoas. Reconhecer esses sintomas e, especialmente, os sinais de alerta é essencial para identificar a depressão de forma precoce e buscar ajuda. A depressão é uma condição tratável, e a compreensão desses sintomas pode ajudar não apenas quem sofre, mas também aqueles ao redor, que podem oferecer suporte e encorajar a busca por tratamento.

Nos próximos capítulos, vamos explorar as opções de tratamento e as estratégias que podem ajudar na recuperação e na superação da depressão.

Capítulo 4

"A depressão é o silêncio da alma, que implora por escuta e cuidado, e não apenas consolo."

Ansiedade e Depressão – Relação e Interdependência

Ansiedade e depressão são duas das condições de saúde mental mais prevalentes no mundo moderno, e muitas vezes coexistem em um mesmo indivíduo. Embora sejam frequentemente tratadas como condições separadas, elas têm uma relação intrínseca e interdependente, que pode dificultar o diagnóstico e o tratamento adequado. Neste capítulo, vamos explorar como a ansiedade e a depressão se relacionam, como elas se alimentam mutuamente em ciclos e padrões, e como a compreensão dessa conexão é fundamental para a recuperação.

4.1 Como Ansiedade e Depressão se Relacionam

Embora a ansiedade e a depressão sejam frequentemente discutidas como condições distintas, elas compartilham várias características comuns e, em muitos casos, se sobrepõem. Uma pessoa pode experimentar sintomas de ambas as condições simultaneamente, o que é conhecido como comorbidade.

Ansiedade:

A ansiedade é uma resposta emocional natural a situações estressantes ou ameaçadoras. No entanto, quando essa sensação de medo e apreensão se torna crônica, desproporcional e irracional, ela pode evoluir para um transtorno de ansiedade. Os sintomas incluem preocupação excessiva, nervosismo, tensão muscular, dificuldades para relaxar e medo de que algo ruim aconteça.

Depressão:

Por outro lado, a depressão é caracterizada por uma sensação persistente de tristeza, desesperança e falta de interesse nas atividades diárias. Os sintomas incluem cansaço extremo, alterações no apetite e no sono, e uma visão negativa da vida.

A Conexão entre Ansiedade e Depressão:

A relação entre ansiedade e depressão pode ser complexa. Em muitos casos, a ansiedade pode preceder a depressão, criando um ciclo de preocupação e medo que acaba esgotando emocionalmente a pessoa. O estresse crônico causado pela ansiedade pode levar à exaustão mental e física, contribuindo para o surgimento de sintomas depressivos.

Por outro lado, a depressão pode aumentar a ansiedade. Quando uma pessoa está deprimida, ela pode ter dificuldades em lidar com o estresse, o que amplifica o medo de falhar ou de não ser capaz de superar os desafios. A falta de motivação e de energia na depressão também pode gerar ansiedade em relação ao futuro, aumentando a sensação de desamparo.

Em algumas pessoas, os sintomas de ansiedade podem ser mais evidentes inicialmente, mas a falta de tratamento adequado pode levar ao desenvolvimento de uma depressão secundária. Em outros casos, a depressão pode surgir primeiro, seguida por sintomas de ansiedade devido à frustração e ao medo em relação à incapacidade de sair do ciclo de sofrimento emocional.

4.2 Ciclos e Padrões Entre as Condições

A relação entre ansiedade e depressão pode formar ciclos viciosos que perpetuam ambas as condições. Compreender esses ciclos é fundamental para quebrá-los e iniciar o processo de recuperação.

1. Ciclo de Ansiedade que Leva à Depressão:

- Quando uma pessoa vive constantemente em um estado de alerta, preocupada com eventos futuros ou com situações que não pode controlar, isso gera uma exaustão mental e física. O estresse prolongado e a ansiedade constantes podem resultar em um colapso emocional, onde a pessoa começa a perder o interesse por atividades que antes lhe davam prazer. A energia necessária para lidar com o estresse diminui, e a pessoa se sente incapaz de agir ou de tomar decisões, o que acaba contribuindo para o desenvolvimento da depressão. Nesse ciclo, a ansiedade gera desesperança, que é um dos principais sintomas da depressão.

2. Ciclo de Depressão que Aumenta a Ansiedade:

- Por outro lado, uma pessoa deprimida pode sentir que está presa em um estado de impotência. Esse sentimento de não conseguir mudar sua situação aumenta a preocupação com o futuro. A falta de motivação para agir ou para lidar com os problemas diários pode gerar um medo constante de fracassar ou de ser incapaz de melhorar a situação. A ansiedade em relação ao futuro se torna mais forte à medida que a depressão piora, criando um ciclo em que os sintomas de ambas as condições se intensificam. A pessoa sente que está condenada a um futuro de tristeza sem fim, o que piora ainda mais a depressão.

3. Ciclo de Evitação:

- Em muitos casos, tanto na ansiedade quanto na depressão, há um padrão de evitação. Quando a pessoa se sente ansiosa, ela tende a evitar situações que geram medo ou desconforto. Essa evitação, porém, pode levar a um isolamento progressivo, dificultando o enfrentamento dos problemas. Da mesma forma, quando alguém está deprimido, pode evitar sair de casa, socializar ou realizar tarefas diárias. A evitação reduz a exposição a experiências positivas, que poderiam ajudar a melhorar o estado emocional, criando um ciclo de isolamento que agrava tanto a depressão quanto a ansiedade.

4. A Sobreposição de Sintomas:

- Além de formar ciclos, os sintomas de ansiedade e depressão podem se sobrepor, criando uma sensação de confusão e sobrecarga emocional. Uma pessoa pode se sentir constantemente cansada e sem energia (depressão) enquanto, simultaneamente, se sente excessivamente preocupada ou tensa (ansiedade). A presença desses sintomas simultâneos dificulta a compreensão de qual condição está dominando a experiência emocional e pode complicar o processo de tratamento.

4.3 Compreendendo a Importância da Conexão

Compreender a relação entre ansiedade e depressão é essencial para tratar ambas de forma eficaz. O tratamento isolado de uma das condições, sem levar em consideração a outra, pode ser ineficaz. A conexão entre as duas condições exige que os profissionais de saúde mental adotem uma abordagem holística, que trate os sintomas de maneira integrada.

1. Tratamento Integrado:

- Muitas terapias para ansiedade e depressão, como a Terapia Cognitivo-Comportamental (TCC), são eficazes no tratamento de ambas as condições, porque ajudam os pacientes a identificar e reestruturar os padrões de pensamento negativos que perpetuam tanto a ansiedade quanto a depressão. A TCC ensina habilidades de enfrentamento que permitem à pessoa desafiar seus pensamentos ansiosos e negativos, promovendo uma visão mais equilibrada e saudável da vida.

Parte II: Caminhos para o Tratamento

Capítulo 5

"A depressão é uma pausa forçada, um convite a repensar a pressa e o rumo da vida."

Terapias e Abordagens Psicológicas

Quando se trata de tratar a depressão e a ansiedade, as terapias psicológicas são uma das abordagens mais eficazes. Elas oferecem aos pacientes as ferramentas necessárias para entender e modificar seus padrões de pensamento, sentimentos e comportamentos, ajudando a reduzir os sintomas e a melhorar a qualidade de vida. Existem várias abordagens terapêuticas que podem ser aplicadas, dependendo das necessidades individuais de cada pessoa. Neste capítulo, exploraremos algumas das terapias mais comuns e eficazes, como a Terapia Cognitivo-Comportamental (TCC), a Terapia Psicodinâmica e outras abordagens, além de discutir quando é o momento certo para buscar ajuda profissional.

5.1 Terapia Cognitivo-Comportamental (TCC)

A Terapia Cognitivo-Comportamental (TCC) é uma das abordagens mais utilizadas no tratamento da depressão e da ansiedade. Baseada na ideia de que nossos pensamentos, emoções e comportamentos estão interconectados, a TCC busca identificar e mudar padrões de pensamento negativos e disfuncionais que podem alimentar ou perpetuar a depressão e a ansiedade.

Princípios Fundamentais da TCC:

1. Identificação de Padrões de Pensamento Negativos:

- A TCC ensina o paciente a identificar pensamentos automáticos negativos, que muitas vezes são distorções da realidade. Esses pensamentos podem incluir pensamentos catastróficos ("Tudo vai dar errado"), generalizações excessivas ("Eu sempre falho") ou a visão de si mesmo de forma muito negativa ("Eu sou inútil"). Esses pensamentos contribuem para a ansiedade e a depressão e são desafiados na TCC.

2. Reestruturação Cognitiva:

- Após identificar os padrões de pensamento disfuncionais, o terapeuta ajuda o paciente a substituí-los por pensamentos mais realistas e equilibrados. A reestruturação cognitiva é um processo de "treinamento mental", onde a pessoa aprende a analisar as situações de uma maneira mais positiva e racional.

3. Mudança de Comportamento:

- Além de trabalhar os pensamentos, a TCC também se concentra em mudar os comportamentos que reforçam os sentimentos de ansiedade e depressão. Por exemplo, pessoas com depressão frequentemente evitam situações que poderiam ajudá-las a melhorar seu humor. A TCC ajuda a desenvolver estratégias para enfrentar essas situações, mesmo quando há medo ou resistência.

4. Resolução de Problemas e Técnicas de Enfrentamento:

- A TCC também inclui o desenvolvimento de habilidades práticas para enfrentar os desafios do dia a dia. Isso pode envolver aprender a resolver problemas de forma mais eficaz, gerenciar o estresse e lidar com emoções difíceis, tudo isso com uma abordagem orientada para a ação.

Benefícios da TCC:

A TCC é uma abordagem de curto a médio prazo, o que significa que os pacientes frequentemente começam a ver melhorias em um período de tempo relativamente curto. A TCC é altamente estruturada, o que pode ser útil para aqueles que preferem um tratamento mais focado e prático. Além disso, ela tem uma forte base de evidências científicas, com estudos mostrando sua eficácia no tratamento tanto de depressão quanto de ansiedade.

5.2 Terapia Psicodinâmica e Outras Abordagens

Embora a TCC seja uma abordagem popular e eficaz, existem outras abordagens terapêuticas que também podem ser úteis, dependendo das necessidades do paciente e do seu histórico emocional. Entre essas abordagens, a Terapia Psicodinâmica é uma das mais reconhecidas.

Terapia Psicodinâmica:

A Terapia Psicodinâmica é baseada na teoria psicanalítica de Freud, mas se modernizou ao longo dos anos. Ela se concentra em explorar como os conflitos inconscientes, muitas vezes originados na infância, afetam os sentimentos, comportamentos e padrões de pensamento atuais. Embora ela não seja tão estruturada quanto a TCC, a psicodinâmica é útil para aqueles que desejam entender as raízes profundas de suas emoções e comportamentos.

59

1. Exploração do Inconsciente:

- Na Terapia Psicodinâmica, o terapeuta ajuda o paciente a explorar padrões inconscientes que podem ter se formado durante a infância ou em experiências passadas. Esses padrões podem estar moldando a forma como o paciente reage ao estresse, às emoções ou às relações atuais.

2. Interpretação dos Sonhos e Defesas Psicológicas:

- A psicodinâmica também pode envolver a exploração dos sonhos ou de mecanismos de defesa, como negação, repressão ou projeção, que a pessoa usa inconscientemente para lidar com situações difíceis. O objetivo é aumentar a consciência sobre esses padrões, para que o paciente possa lidar com eles de maneira mais saudável.

3. Relação Terapêutica:

- A relação entre o terapeuta e o paciente é um aspecto central da Terapia Psicodinâmica. Através da transferência (onde o paciente projeta sentimentos e expectativas passadas no terapeuta) e da contra-transferência (as reações do terapeuta a essas projeções), o paciente pode começar a entender como seus padrões emocionais se manifestam em suas relações interpessoais.

Outras Abordagens Terapêuticas:

Além da TCC e da Terapia Psicodinâmica, existem outras abordagens que podem ser úteis para quem lida com a depressão e a ansiedade, tais como:

- Terapia Interpessoal (TIP):

Focada na melhoria das relações interpessoais do paciente, a TIP trabalha questões como conflitos familiares, luto, mudanças significativas de vida e dificuldades de comunicação.

- Terapia Humanista (Gestalt, Logoterapia, Terapia Centrada na Pessoa):

Essas abordagens focam em aumentar a autoconsciência e o autoconhecimento, incentivando a pessoa a aceitar seus sentimentos, suas falhas e suas qualidades. O objetivo é promover o crescimento pessoal e a autocompreensão.

- Terapia Comportamental Dialética (TCD):

Criada para tratar transtornos de personalidade borderline, a TCD também tem sido usada para tratar depressão e ansiedade. Ela foca em ensinar habilidades de regulação emocional, resolução de problemas e tolerância ao sofrimento.

5.3 Quando Buscar Ajuda

Saber quando buscar ajuda é uma das questões mais importantes no tratamento da depressão e da ansiedade. Muitos indivíduos relutam em procurar ajuda profissional, seja por medo, vergonha ou falta de entendimento sobre o que estão passando. No entanto, quanto mais cedo a pessoa buscar ajuda, maior a chance de uma recuperação completa ou significativa.

Sinais de que é Hora de Buscar Ajuda:

1. Sintomas Persistentes e Intensos:

- Se os sintomas de depressão ou ansiedade persistirem por mais de duas semanas e afetarem significativamente a sua vida diária, é hora de buscar ajuda. Isso inclui dificuldades no trabalho, nos estudos ou nos relacionamentos.

2. Sentimentos de Desespero ou Suicídio:

- Se você começar a sentir que a vida não tem mais sentido ou se tiver pensamentos suicidas, procure ajuda imediatamente. A depressão grave e a ansiedade podem levar a esses sentimentos, e é essencial que alguém com experiência forneça o suporte necessário.

3. Dificuldade em Lidar com o Estresse:

- Se a ansiedade está afetando a sua capacidade de lidar com situações cotidianas ou se você sente que está constantemente sobrecarregado, é uma indicação de que o tratamento pode ser necessário.

4. Impacto no Funcionamento Social e Profissional:

- Se você se vê isolando-se de amigos, familiares e colegas de trabalho, ou se não consegue mais cumprir suas responsabilidades, é importante procurar um terapeuta para avaliar suas condições.

Conclusão:

As terapias psicológicas são fundamentais no tratamento de depressão e ansiedade. Elas não só ajudam a aliviar os sintomas, mas também proporcionam ferramentas que capacitam a pessoa a lidar com as dificuldades da vida de uma maneira mais saudável e eficaz. A Terapia Cognitivo-Comportamental (TCC) e a Terapia Psicodinâmica são abordagens amplamente reconhecidas, mas outras abordagens também podem ser igualmente eficazes, dependendo das necessidades do paciente. Lembre-se de que a busca por ajuda é um passo corajoso e essencial para a recuperação, e o tratamento adequado pode ajudá-lo a reconquistar sua qualidade de vida e seu equilíbrio emocional.

Nos próximos capítulos, discutiremos outras estratégias de tratamento e como os medicamentos podem complementar a terapia para um tratamento eficaz da depressão e da ansiedade.

65

Capítulo 6

"A melancolia é, às vezes, a maneira que o coração encontra para purificar o que nos pesa."

Tratamento Medicamentoso

Embora as terapias psicológicas desempenhem um papel fundamental no tratamento da depressão e da ansiedade, em muitos casos, o uso de medicamentos antidepressivos pode ser necessário para aliviar os sintomas mais graves e ajudar os pacientes a alcançarem um estado emocional mais equilibrado. Os medicamentos podem atuar de várias maneiras no cérebro, ajudando a regular os neurotransmissores que desempenham um papel crucial no controle do humor e das emoções. Neste capítulo, abordaremos os diferentes tipos de antidepressivos, como eles funcionam, os benefícios e efeitos colaterais comuns e a importância de um acompanhamento médico durante o tratamento medicamentoso.

6.1 Tipos de Antidepressivos e Como Funcionam

Existem diferentes classes de antidepressivos, cada uma com um mecanismo de ação específico, que tem como objetivo equilibrar os neurotransmissores no cérebro, como a serotonina, a dopamina e a norepinefrina. Esses neurotransmissores estão envolvidos na regulação do humor, das emoções e das reações a estímulos. Abaixo, discutiremos as classes mais comuns de antidepressivos e como elas funcionam.

1. Inibidores Seletivos da Recaptação de Serotonina (ISRS):

- Exemplos: Fluoxetina, Sertralina, Escitalopram.

- Como Funcionam: Os ISRSs aumentam a quantidade de serotonina disponível no cérebro ao bloquear a recaptação desse neurotransmissor pelos neurônios. A serotonina é associada à sensação de bem-estar, e ao aumentar sua presença no cérebro, os ISRSs podem melhorar o humor e reduzir os sintomas da depressão.

- Quando São Usados: São amplamente prescritos devido à sua eficácia e ao fato de causarem menos efeitos colaterais em comparação com outras classes de antidepressivos. Eles são frequentemente usados para tratar a depressão maior, ansiedade generalizada, transtornos obsessivo-compulsivos (TOC) e fobias sociais.

2. Inibidores da Recaptação de Serotonina e Norepinefrina (IRSN):

- Exemplos: Venlafaxina, Duloxetina.

- Como Funcionam: Semelhantes aos ISRSs, os IRSNs também aumentam a quantidade de serotonina no cérebro. Além disso, eles atuam na norepinefrina, outro neurotransmissor que influencia o humor e os níveis de energia. O aumento de ambos os neurotransmissores pode proporcionar um efeito mais abrangente, especialmente para pessoas que experimentam sintomas de fadiga e apatia.

- Quando São Usados: São frequentemente usados quando os ISRSs não são eficazes ou quando o paciente apresenta sintomas de baixa energia e falta de motivação.

3. Antidepressivos Tricíclicos (ATCs):

- Exemplos: Amitriptilina, Imipramina.

- Como Funcionam: Os ATCs são uma classe mais antiga de antidepressivos que atuam bloqueando a recaptação de serotonina e norepinefrina. Embora sejam eficazes no tratamento da depressão, eles têm mais efeitos colaterais em comparação com os ISRSs e IRSNs.

- Quando São Usados: Embora não sejam a primeira linha de tratamento devido aos efeitos colaterais, os ATCs podem ser usados quando outros antidepressivos não são eficazes ou em casos de depressão severa.

4. Inibidores da Monoamina Oxidase (IMAO):

- Exemplos: Fenelzina, Tranilcipromina.

- Como Funcionam: Os IMAOs inibem a enzima monoamina oxidase, que quebra neurotransmissores como serotonina, dopamina e norepinefrina. Ao inibir essa enzima, os IMAOs aumentam a quantidade desses neurotransmissores no cérebro.

- Quando São Usados: Eles são menos utilizados atualmente devido à necessidade de restrições alimentares rigorosas e potenciais interaçoes medicamentosas, mas podem ser úteis em casos de depressão resistente ao tratamento.

5. Antidepressivos Atípico:

- Exemplos: Bupropiona, Mirtazapina.

- Como Funcionam: Esta classe de medicamentos age de maneira diferente das outras, afetando diversos neurotransmissores. A bupropiona, por exemplo, aumenta a dopamina e a norepinefrina, enquanto a mirtazapina pode ter efeitos sedativos, ajudando no tratamento da insônia associada à depressão.

- Quando São Usados: São frequentemente utilizados quando os pacientes não respondem bem a outros tipos de antidepressivos ou quando há necessidade de tratamento de sintomas específicos, como insônia ou perda de apetite.

6.2 Benefícios e Efeitos Colaterais

Benefícios dos Antidepressivos:

Os antidepressivos podem proporcionar alívio significativo dos sintomas de depressão e ansiedade, ajudando os pacientes a retomar suas atividades diárias e a melhorar sua qualidade de vida. Eles são particularmente eficazes em casos de depressão moderada a grave, onde os sintomas são incapacitantes. Entre os benefícios mais comuns estão:

- Redução dos sintomas de depressão e ansiedade: O principal benefício dos antidepressivos é o alívio dos sintomas, como tristeza profunda, apatia, ansiedade excessiva, e fadiga.

- Melhora no sono: Muitos antidepressivos ajudam a melhorar a qualidade do sono, especialmente para aqueles que sofrem de insônia devido à depressão.

- Recuperação da motivação: Ao melhorar o equilíbrio químico no cérebro, os antidepressivos podem ajudar a restaurar o interesse e a energia para atividades cotidianas, melhorando o funcionamento geral.

Efeitos Colaterais Comuns:

Embora os antidepressivos sejam eficazes no tratamento da depressão e ansiedade, eles também podem causar efeitos colaterais. A intensidade desses efeitos varia de pessoa para pessoa e também depende da classe de medicamento utilizada. Alguns efeitos colaterais comuns incluem:

- Efeitos gastrointestinais: Náuseas, constipação ou diarreia são comuns, especialmente no início do tratamento.

- Alterações no apetite e peso: Alguns antidepressivos podem causar ganho de peso, enquanto outros podem reduzir o apetite.

- Disfunção sexual: A diminuição da libido, dificuldades de ereção ou problemas de orgasmo são efeitos colaterais frequentemente associados aos ISRSs e IRSNs.

- Efeitos sedativos ou agitação: Alguns antidepressivos podem causar sonolência ou, ao contrário, sensação de agitação e insônia.

- Aumento do risco de suicídio: Em alguns casos, especialmente em pessoas jovens, os antidepressivos podem aumentar o risco de pensamentos suicidas, especialmente nos primeiros dias de tratamento.

É importante discutir qualquer efeito colateral com o médico, que pode ajustar a dose ou trocar de medicamento, caso necessário.

6.3 Importância do Acompanhamento Médico

O acompanhamento médico regular é essencial para garantir a eficácia do tratamento antidepressivo e minimizar os riscos. O médico deve monitorar os progressos, ajustar dosagens e realizar check-ups para observar os efeitos colaterais. Além disso, o acompanhamento contínuo é importante por várias razões:

1. Avaliação da resposta ao medicamento: Nem todos os pacientes respondem da mesma forma a um antidepressivo, e pode ser necessário tentar diferentes opções antes de encontrar o tratamento ideal.

2. Gerenciamento de efeitos colaterais: Como vimos, os antidepressivos podem ter efeitos colaterais. É importante discutir esses efeitos com o médico, que pode ajustar o tratamento para minimizar desconfortos.

3. Prevenção de recaídas: O tratamento medicamentoso pode ser uma parte importante da prevenção de recaídas em pessoas que já passaram por episódios de depressão grave. O médico ajudará a determinar por quanto tempo o medicamento deve ser tomado, geralmente para evitar que os sintomas retornem.

4. Monitoramento da saúde mental e física: O tratamento com antidepressivos não se limita apenas a ajustar a medicação. O médico também avaliará a saúde mental e física geral, ajudando a identificar quaisquer problemas adicionais que possam afetar o bem-estar do paciente.

Conclusão:

Os antidepressivos podem ser uma ferramenta valiosa no tratamento da depressão e da ansiedade, especialmente quando os sintomas são graves e limitam as atividades diárias. No entanto, o uso de medicamentos deve ser sempre acompanhado por um profissional qualificado. O tratamento medicamentoso é mais eficaz quando combinado com terapia psicológica e um estilo de vida saudável, como exercícios regulares e técnicas de manejo de estresse. Com acompanhamento adequado, os antidepressivos podem ajudar a restaurar o equilíbrio emocional e permitir que o paciente viva uma vida mais plena e saudável.

Capítulo 7

"A depressão nos faz questionar o sentido de tudo, para que possamos redescobrir o sentido de nós mesmos."

Estilo de Vida e Bem-Estar

O tratamento da depressão e da ansiedade vai além de intervenções médicas ou terapêuticas. O estilo de vida de uma pessoa desempenha um papel crucial na manutenção do bem-estar emocional e no controle dos sintomas. Embora o tratamento farmacológico e as terapias psicológicas sejam fundamentais, hábitos saudáveis, como a prática regular de exercícios físicos, a adoção de uma dieta equilibrada, a garantia de uma boa qualidade de sono e a implementação de práticas de autocuidado, podem ter um impacto significativo na recuperação e no bem-estar geral. Neste capítulo, discutiremos como esses fatores contribuem para a saúde mental e ajudam a manter a estabilidade emocional.

7.1 Impacto dos Exercícios Físicos

A prática regular de atividades físicas é um dos pilares mais poderosos para a saúde mental. Diversos estudos demonstram que o exercício pode ser tão eficaz quanto a medicação em alguns casos de depressão leve a moderada. Os benefícios dos exercícios não se limitam à melhora do humor, mas também influenciam positivamente o funcionamento cerebral, a regulação emocional e a redução do estresse.

Como os Exercícios Físicos Ajudam na Depressão e Ansiedade:

1. Liberação de Neurotransmissores Positivos:

- O exercício físico ajuda a aumentar a produção de neurotransmissores como a serotonina, dopamina e norepinefrina, substâncias que desempenham um papel essencial na regulação do humor. Esses neurotransmissores estão diretamente relacionados à sensação de bem-estar e ao controle do estresse. Quando o corpo se exercita, ele naturalmente libera endorfinas, que são substâncias químicas que ajudam a reduzir a dor e gerar sensação de prazer.

2. Redução do Estresse e da Ansiedade:

- A prática regular de atividades físicas ajuda a reduzir os níveis de cortisol, o principal hormônio do estresse, no corpo. Menos cortisol significa menos tensão, menor sensação de ansiedade e mais equilíbrio emocional. O exercício também ajuda a diminuir a percepção de estresse ao aumentar a resistência física e a capacidade de lidar com pressões externas.

3. Melhora no Sono e na Energia:

- O exercício físico regular também contribui para um sono de melhor qualidade, essencial para a recuperação emocional. Além disso, melhora a energia geral do corpo, combatendo o cansaço físico e mental. A atividade física também pode ajudar a regular os ciclos de sono, reduzindo insônia ou problemas relacionados ao sono, comuns em pessoas com depressão.

4. Estabelecimento de uma Rotina Positiva:

- A inclusão de exercícios na rotina diária também proporciona uma sensação de controle e de realização. Estabelecer uma prática regular de atividade física pode ajudar a pessoa a se sentir

mais capaz, produtiva e motivada para outras tarefas cotidianas.

Tipos de Exercícios Recomendados:

- Exercícios aeróbicos: Caminhada, corrida, natação e ciclismo são opções excelentes que ajudam a aumentar a capacidade cardiovascular e melhorar a função cerebral.

- Yoga e Pilates: Essas práticas, que combinam movimento físico com respiração e foco mental, podem ser especialmente úteis para quem luta contra a ansiedade e o estresse.

- Treinamento de força: Levantamento de pesos ou exercícios com o peso do corpo também são benéficos, ajudando na melhora do humor e no aumento da autoestima.

A chave para aproveitar os benefícios dos exercícios físicos é a regularidade. Não é necessário começar com atividades extenuantes. Pequenos passos, como caminhadas diárias ou aulas de yoga, já podem fazer uma grande diferença.

7.2 Sono, Alimentação e Saúde Mental

A relação entre sono, alimentação e saúde mental é profunda e complexa. Ambos os fatores desempenham um papel vital no funcionamento do cérebro e no equilíbrio emocional. Muitas vezes, as pessoas que sofrem de depressão e ansiedade também enfrentam dificuldades relacionadas ao sono e aos hábitos alimentares. A falta de sono e uma alimentação inadequada podem agravar os sintomas dessas condições, enquanto melhorar esses aspectos da vida pode ser fundamental para a recuperação.

Sono:

1. Qualidade do Sono e Bem-Estar Mental:

- O sono é crucial para a saúde mental, pois é durante o sono que o cérebro processa emoções, realiza reparos físicos e recupera as energias para o dia seguinte. A falta de sono ou a qualidade ruim do sono pode levar a um agravamento da ansiedade e da depressão. Além disso, a privação de sono afeta o funcionamento das áreas do cérebro responsáveis pela regulação do humor e pela tomada de decisões.

2. Dicas para Melhorar o Sono:

- Estabelecer uma rotina de sono: Dormir e acordar no mesmo horário todos os dias ajuda a regular o ciclo circadiano do corpo.

- Ambiente tranquilo: Criar um ambiente relaxante para dormir, com um quarto escuro e silencioso, pode ajudar a melhorar a qualidade do sono.

- Evitar substâncias estimulantes: Reduzir o consumo de cafeína e outras substâncias que possam interferir no sono, especialmente à noite.

- Evitar telas antes de dormir: A luz azul emitida por telefones, tablets e computadores pode prejudicar a qualidade do sono.

Alimentação:

1. Impacto da Dieta na Saúde Mental:

- A alimentação tem um efeito direto no funcionamento do cérebro. Dietas ricas em alimentos processados, açúcares e gorduras saturadas podem contribuir para desequilíbrios químicos no cérebro e aumentar os riscos de distúrbios de humor. Por outro lado, uma alimentação balanceada, rica em nutrientes, vitaminas e minerais, pode melhorar significativamente o bem-estar emocional.

2. Alimentos que Beneficiam a Saúde Mental:

- Ácidos graxos ômega-3: Encontrados em peixes como salmão, sardinha e atum, esses ácidos graxos ajudam na redução da inflamação cerebral e promovem a saúde mental.

- Alimentos ricos em triptofano: O triptofano é um aminoácido essencial na produção de serotonina, um neurotransmissor crucial para o humor. Alimentos como nozes, sementes, ovos e carne magra podem aumentar os níveis de serotonina.

- Frutas e vegetais: A ingestão de alimentos frescos e naturais ajuda a garantir que o corpo tenha todos os nutrientes necessários para o funcionamento saudável do cérebro.

3. Evitar o Excesso de Álcool e Cafeína:

- Embora o álcool e a cafeína possam oferecer alívio temporário dos sintomas, o consumo excessivo de ambas as substâncias pode piorar a ansiedade e o estado depressivo a longo prazo. Manter um consumo equilibrado é importante para a saúde mental.

7.3 Práticas de Autocuidado

O autocuidado é um aspecto essencial do bem-estar geral e deve ser encarado como uma prática regular, não uma atividade ocasional. Para aqueles que enfrentam a depressão e a ansiedade, o autocuidado pode ser um caminho para aumentar a autocompaixão, reduzir o estresse e promover o equilíbrio emocional. O autocuidado envolve cuidar do corpo, da mente e do espírito de maneira holística.

Estratégias de Autocuidado para Saúde Mental:

1. Mindfulness e Meditação:

- A prática de mindfulness ou meditação tem se mostrado eficaz no tratamento da ansiedade e da depressão. Essas práticas ajudam a pessoa a se concentrar no momento presente e a reduzir o excesso de preocupações sobre o futuro ou ruminando sobre o passado.

- A meditação pode ser feita de várias formas, incluindo técnicas de respiração profunda, visualizações ou práticas guiadas. Ao reservar um tempo diário para estas práticas, é possível melhorar a clareza mental e reduzir os níveis de estresse.

2. Estabelecer Limites Saudáveis:

- Uma parte importante do autocuidado é aprender a dizer não e estabelecer limites saudáveis, especialmente em situações sociais ou no trabalho. Isso significa reconhecer quando é necessário tirar um tempo para si mesmo e priorizar o descanso e a recuperação, sem culpa.

3. Conexões Sociais Positivas:

- A solidão pode ser um grande agravante para a depressão. Manter relações sociais saudáveis e buscar apoio de amigos, familiares ou grupos de apoio pode ser uma forma de encontrar conforto emocional. Mesmo quando a vontade de se isolar parece grande, buscar interações sociais positivas pode proporcionar um alívio importante.

4. Atividades que Promovem o Prazer:

- Envolver-se em atividades que tragam prazer e satisfação, como hobbies, leitura, música, jardinagem ou arte, pode ser uma excelente forma de elevar o humor e promover a sensação de bem-estar.

Conclusão:

O tratamento da depressão e da ansiedade exige uma abordagem abrangente, que inclua não apenas intervenções terapêuticas e medicamentosas, mas também mudanças no estilo de vida. A prática regular de exercícios, uma alimentação saudável, um sono reparador e a implementação de práticas de autocuidado são elementos fundamentais para o sucesso no tratamento e no gerenciamento das condições emocionais. Pequenas mudanças nos hábitos diários podem ter um grande impacto no bem-estar mental, promovendo não apenas a recuperação, mas também a prevenção de novos episódios de depressão e ansiedade.

Capítulo 8

"Não tememos a escuridão que vemos, mas a sombra que nos impede de acreditar na luz."

Técnicas Complementares e Alternativas

Nos últimos anos, uma crescente pesquisa e prática clínica têm explorado o uso de técnicas complementares e alternativas no tratamento da depressão e da ansiedade. Essas abordagens, muitas vezes utilizadas ao lado dos tratamentos tradicionais como medicamentos e psicoterapia, visam promover o bem-estar mental, reduzir o estresse e ajudar os pacientes a desenvolverem habilidades para lidar com as dificuldades emocionais. Neste capítulo, discutiremos algumas dessas práticas, como meditação, mindfulness, relaxamento, acupuntura e arteterapia, e como elas podem ser incorporadas no tratamento da depressão.

8.1 Meditação, Mindfulness e Relaxamento

As práticas de meditação e mindfulness, além de técnicas de relaxamento, têm se mostrado eficazes no manejo da depressão, ansiedade e estresse. Embora existam várias formas de meditação, elas compartilham um foco comum: a promoção da atenção plena e a conscientização do momento presente. Essa conexão com o agora pode ajudar a interromper os ciclos de pensamentos negativos e autocríticos que alimentam a depressão.

Meditação:

A meditação é uma prática que envolve a concentração da mente e a reflexão profunda para promover o equilíbrio emocional e a redução do estresse. Existem várias formas de meditação, incluindo meditação de atenção plena (mindfulness), meditação transcendental e meditação guiada. Cada uma delas visa aumentar a percepção e promover a calma mental.

1. Como a Meditação Ajuda:

- Redução da Atividade Mental Excessiva: A meditação ajuda a interromper os padrões de pensamento contínuos que muitas vezes exacerbam os sintomas de depressão e ansiedade.

- Aumento da Autoconsciência: Com o tempo, a meditação ajuda o praticante a se tornar mais consciente de suas emoções e de como reagir a elas de maneira mais equilibrada.

- Melhora no Bem-Estar: A prática regular de meditação pode reduzir os níveis de estresse e promover uma sensação de paz interior.

2. Prática de Meditação para Iniciantes:

- Comece com sessões curtas, de 5 a 10 minutos, focando na respiração. Tente observar os pensamentos sem julgá-los, apenas permitindo que venham e se vão.

- Gradualmente, aumente a duração conforme se sentir mais confortável, sempre lembrando que o objetivo não é esvaziar a mente, mas sim observar os pensamentos e sentimentos com aceitação e compaixão.

Mindfulness:

O mindfulness, ou atenção plena, é uma técnica que envolve estar consciente e presente no momento atual, sem se deixar dominar pelos pensamentos ou emoções. Ele pode ser praticado a qualquer momento do dia, seja durante uma caminhada, uma refeição ou mesmo em atividades diárias cotidianas.

1. Como o Mindfulness Ajuda:

- Reduz a Ruminação: Muitas pessoas com depressão ficam presas em um ciclo de ruminação, revivendo pensamentos negativos e autocríticos. O mindfulness ajuda a interromper esse ciclo ao incentivar a aceitação do presente e a redução da necessidade de "controlar" os pensamentos.

- Aumenta a Regulação Emocional: A prática do mindfulness auxilia na observação dos próprios sentimentos sem reagir impulsivamente a eles, o que facilita o manejo das emoções e melhora a saúde mental geral.

Relaxamento:

As técnicas de relaxamento, como a respiração profunda, o relaxamento muscular progressivo e o uso de visualizações, são extremamente úteis para reduzir os níveis de estresse e promover o equilíbrio emocional.

1. Técnicas de Relaxamento:

- Respiração Profunda: Inspire profundamente pelo nariz, mantendo o ar por alguns segundos, e depois expire lentamente pela boca. Esse processo ajuda a reduzir a frequência cardíaca e a acalmar a mente.

- Relaxamento Muscular Progressivo: A técnica envolve tensionar e relaxar grupos musculares específicos do corpo, começando pelos pés e subindo até a cabeça. Isso ajuda a liberar a tensão acumulada e promove uma sensação de calma.

Essas práticas podem ser realizadas ao longo do dia, especialmente quando a pessoa se sentir sobrecarregada ou ansiosa, oferecendo alívio imediato e promovendo maior equilíbrio emocional.

8.2 Terapias Alternativas: Acupuntura e Arteterapia

Além das abordagens tradicionais, terapias alternativas como acupuntura e arteterapia estão ganhando popularidade como formas complementares de tratamento para a depressão e a ansiedade. Embora não substituam a terapia convencional, muitas pessoas encontram nelas maneiras eficazes de aliviar sintomas e melhorar seu bem-estar geral.

Acupuntura:

A acupuntura é uma prática originária da medicina tradicional chinesa, que envolve a inserção de agulhas finas em pontos específicos do corpo para restaurar o equilíbrio energético. Acredita-se que essa técnica ajude a melhorar o fluxo de energia, reduzir o estresse e equilibrar as funções do corpo, incluindo a saúde mental.

1. Como a Acupuntura Pode Ajudar:

- Alívio da Ansiedade e Depressão: Estudos sugerem que a acupuntura pode estimular a liberação de neurotransmissores como serotonina e endorfinas, que ajudam a melhorar o humor e reduzir a sensação de tristeza.

- Redução de Sintomas Físicos: Muitas pessoas com depressão experimentam sintomas físicos, como dores no corpo, cansaço e tensões musculares. A acupuntura pode aliviar esses sintomas e melhorar o bem-estar físico e emocional.

2. Considerações sobre a Acupuntura:

- É importante buscar um acupunturista qualificado, que tenha experiência no tratamento de questões relacionadas à saúde mental. A acupuntura pode ser usada em conjunto com outros tratamentos, como psicoterapia ou medicação, para potencializar os efeitos.

Arteterapia:

A arteterapia é uma abordagem terapêutica que utiliza a expressão artística para ajudar os indivíduos a explorarem seus sentimentos, resolverem conflitos emocionais e promoverem o autoconhecimento. A criação de arte, seja através de pintura, escultura, desenho ou outras formas, permite que as emoções sejam expressas de maneira não-verbal, o que pode ser especialmente útil para quem tem dificuldades em expressar sentimentos de forma direta.

1. Como a Arteterapia Pode Ajudar:

- Expressão de Emoções: A arte oferece uma forma segura e criativa de expressar emoções difíceis, como raiva, tristeza e frustração, que muitas vezes são difíceis de verbalizar.

- Redução do Estresse e Ansiedade: O ato de criar arte pode ser relaxante e meditativo, proporcionando um espaço para o indivíduo se desconectar dos pensamentos negativos e do estresse.

- Autoconsciência e Transformação: A arteterapia permite que os pacientes desenvolvam uma maior autoconsciência e compreendam melhor seus sentimentos, o que pode ser transformador no processo de cura emocional.

2. Considerações sobre a Arteterapia:

- Embora a arteterapia possa ser uma ferramenta poderosa, ela deve ser conduzida por um terapeuta especializado que possa guiar o paciente na interpretação de suas criações e ajudar a traduzir essas expressões artísticas para insights emocionais úteis.

8.3 Avaliando Benefícios e Limitações

Embora técnicas complementares como meditação, acupuntura e arteterapia possam ser altamente benéficas no manejo da depressão e da ansiedade, é fundamental reconhecer que essas abordagens não substituem os tratamentos convencionais, como psicoterapia ou medicação. Elas funcionam melhor quando usadas em conjunto com esses tratamentos, como parte de uma abordagem integrativa que leva em consideração tanto o aspecto físico quanto o emocional do paciente.

Benefícios:

- Alívio imediato do estresse e da ansiedade: Técnicas como mindfulness, meditação e relaxamento oferecem alívio rápido e ajudam o paciente a se sentir mais calmo e centrado.

- Aumento da autoconsciência e empoderamento: Terapias como arteterapia permitem que os pacientes se conectem com suas emoções de uma maneira profunda e significativa.

- Benefícios físicos e emocionais: Acupuntura pode ajudar a melhorar tanto os sintomas físicos da depressão quanto os emocionais, proporcionando um alívio completo e equilibrado.

Limitações:

- Necessidade de profissional qualificado: Muitas dessas técnicas exigem a orientação de profissionais qualificados para garantir a eficácia e evitar possíveis desconfortos.

- Variedade de resultados: Os resultados podem variar de pessoa para pessoa. O que funciona para um paciente pode não ser eficaz para outro, e a combinação dessas práticas com tratamentos convencionais é muitas vezes a mais eficaz.

- Custo e acesso: Algumas terapias alternativas, como acupuntura e arteterapia, podem ser caras e nem sempre estão disponíveis em todas as localidades.

Conclusão:

Técnicas complementares e alternativas oferecem uma gama de opções para os indivíduos que enfrentam a depressão e a ansiedade. A prática de meditação, mindfulness, relaxamento e terapias alternativas como acupuntura e arteterapia podem complementar os tratamentos convencionais, ajudando os pacientes a alcançarem um equilíbrio emocional mais profundo. Ao considerar essas abordagens, é essencial que cada pessoa avalie seus benefícios e limitações, com o acompanhamento de profissionais qualificados, para encontrar a combinação de tratamentos que melhor se adapte às suas necessidades.

Parte III:

Desafios na Jornada e Histórias de Conquista

Capítulo 9

"A depressão, por mais dolorosa, nos lembra que ainda estamos vivos e capazes de sentir."

Lidar com o Estigma

O estigma relacionado à depressão ainda é uma das barreiras mais significativas no caminho para a recuperação. Embora a compreensão sobre saúde mental tenha avançado consideravelmente nas últimas décadas, a depressão continua sendo uma condição cercada de preconceitos e mal-entendidos. A vergonha e o medo do julgamento impedem muitas pessoas de procurarem ajuda ou até de falarem abertamente sobre suas experiências. Neste capítulo, vamos explorar o impacto do estigma na vida de quem enfrenta a depressão, discutir estratégias eficazes para combatê-lo e compartilhar histórias de aceitação e superação que podem inspirar e fortalecer aqueles que estão em busca de recuperação.

9.1 Impacto do Estigma na Vida com Depressão

O estigma sobre a depressão pode afetar profundamente a vida de quem sofre com a doença. As ideias preconceituosas sobre saúde mental podem fazer com que as pessoas se sintam envergonhadas de buscar tratamento ou até de admitir que estão passando por um momento difícil. Esse estigma, muitas vezes alimentado por ideias errôneas sobre o que significa ter uma doença mental, cria um ambiente onde as pessoas com depressão se sentem isoladas e incompreendidas.

O Efeito do Estigma:

- Silenciamento e Isolamento: Muitas pessoas que enfrentam a depressão optam por esconder seus sentimentos por medo de serem julgadas. Isso pode levar ao isolamento social, onde a pessoa se sente mais sozinha e desconectada de seus amigos, familiares e até de sua comunidade.

- Sentimentos de Vergonha e Culpa: O estigma pode fazer com que os indivíduos sintam que estão "falhando" de alguma forma, como se a depressão fosse algo que poderiam simplesmente superar com mais força de vontade. Esse tipo de pensamento pode aprofundar ainda mais a sensação de desespero.

- Barreiras para o Tratamento: O medo de ser estigmatizado pode ser uma das principais razões pelas quais muitas pessoas não buscam ajuda profissional. Elas podem temer que, ao procurar um terapeuta ou tomar medicação, serão rotuladas como "fracas" ou "loucas". Essa vergonha impede que o indivíduo receba o tratamento necessário para a sua recuperação.

Exemplos de Estigma Social:

O estigma pode se manifestar de várias formas, desde palavras e comportamentos sutis até atitudes mais agressivas e abertas. Comentários como "não é tão grave assim" ou "basta pensar positivo" são exemplos comuns de uma abordagem desinformada sobre a depressão, que trivializa o sofrimento e a experiência do indivíduo. Em casos mais extremos, a pessoa com depressão pode ser considerada incapaz ou até inadequada para determinadas funções, seja no trabalho, nos estudos ou em relações interpessoais, devido à percepção errônea de que a depressão é uma "fraqueza de caráter".

9.2 Estratégias para Combater o Preconceito

Embora o estigma seja uma realidade para muitos que enfrentam a depressão, é possível combatê-lo. A conscientização, a educação e a promoção da empatia são estratégias chave para mudar a forma como a sociedade enxerga as doenças mentais e apoiar aqueles que vivem com elas.

Estratégias Pessoais:

- Educação e Diálogo Aberto: A primeira estratégia fundamental é a educação. Falar abertamente sobre a depressão pode ajudar a desmistificar a condição e remover o medo do desconhecido. A educação sobre a natureza da doença mental e os seus efeitos pode ajudar a sociedade a compreender que a depressão não é uma escolha ou uma falha, mas sim uma condição de saúde que requer cuidados e tratamento.

- Desenvolvimento de Autocompaixão: A autocompaixão é a prática de se tratar com bondade e compreensão, especialmente nos momentos de sofrimento. Para aqueles que enfrentam a depressão, cultivar a autocompaixão pode ser uma maneira poderosa de reduzir a culpa e o medo do julgamento. Aceitar-se como se é, com todas as vulnerabilidades, é um passo importante para superar o estigma interno.

- Compartilhar a Experiência Pessoal: Quando alguém se sente pronto, compartilhar sua própria história pode ser uma forma poderosa de combater o estigma. Ao falar abertamente sobre a experiência de viver com a depressão, a pessoa pode ajudar outros a se sentirem mais confortáveis em procurar ajuda, além de promover um entendimento mais amplo da doença. Este tipo de transparência ajuda a criar uma cultura de aceitação e apoio.

Estratégias Sociais e Culturais:

- Promover a Inclusão nos Locais de Trabalho e nas Escolas: Empregadores, instituições educacionais e outras organizações podem adotar políticas mais inclusivas que ajudem a reduzir o estigma. Isso pode incluir a implementação de programas de saúde mental, maior acesso a serviços de apoio psicológico e a criação de um ambiente de trabalho ou estudo onde as questões de saúde mental sejam tratadas com seriedade e sem discriminação.

- Campanhas de Conscientização: Movimentos sociais e campanhas públicas desempenham um papel crucial na desconstrução do estigma relacionado à depressão. Por meio de campanhas educativas, entrevistas com especialistas e depoimentos de pessoas famosas ou influentes, é possível espalhar uma mensagem de que saúde mental deve ser tratada com a mesma seriedade que qualquer outro problema de saúde.

- Políticas de Saúde Mental Acessíveis: A sociedade deve garantir que todos tenham acesso ao tratamento de saúde mental, independentemente de sua condição econômica ou status social. O governo e as instituições privadas devem trabalhar juntos para garantir que a saúde mental se torne uma prioridade, oferecendo serviços acessíveis e de qualidade para todos.

9.3 Histórias de Aceitação e Superação

Uma das formas mais poderosas de combater o estigma é por meio de histórias de superação. As experiências de pessoas que passaram pela depressão e conseguiram encontrar formas de viver com ela de maneira saudável podem inspirar e mostrar que, apesar das dificuldades, é possível ter uma vida plena e significativa. Aqui, compartilhamos algumas histórias de aceitação e superação que mostram como enfrentar o estigma e seguir em frente com esperança e coragem.

História 1: Clara, a Jornada da Aceitação

Clara é uma mulher de 34 anos que, por muitos anos, lutou contra a depressão sem buscar ajuda. Ela acreditava que precisava "ser forte" e que, se procurasse terapia ou usasse medicamentos, estaria admitindo uma falha em sua capacidade de lidar com os desafios da vida. Sua virada aconteceu quando, após um período particularmente difícil de sua vida, ela decidiu buscar apoio. O que ela não sabia era que a depressão não é um sinal de fraqueza, mas de que a mente precisa de cuidados como qualquer outro órgão do corpo. Ao começar a terapia e aceitar que precisava de ajuda, Clara se libertou do estigma autoimposto e se tornou uma defensora da saúde mental, compartilhando sua história com amigos e familiares.

História 2: João, Superando o Estigma no Trabalho

João sempre foi um trabalhador dedicado, mas a depressão o fez se sentir incapaz de manter o ritmo. Por anos, ele teve medo de falar sobre sua condição com seus colegas e superiores, temendo ser rotulado como "incompetente". No entanto, quando finalmente se sentiu à vontade para discutir seu diagnóstico com seu chefe, foi surpreendido pela empatia e apoio que recebeu. Com adaptações no trabalho e a ajuda de um psicólogo, João conseguiu administrar a depressão e manter sua carreira, tornando-se um defensor de um ambiente de trabalho saudável para questões de saúde mental.

Conclusão:

O estigma relacionado à depressão é um dos maiores desafios que muitas pessoas enfrentam ao longo de sua jornada de recuperação. Porém, com a educação, o diálogo aberto e a promoção da empatia, podemos derrubar barreiras e criar um ambiente onde a saúde mental seja tratada com a mesma importância que qualquer outra condição médica. As histórias de aceitação e superação nos lembram de que, mesmo diante dos maiores desafios, a mudança é possível e a recuperação é uma jornada válida. Ao compartilhar essas experiências, não só ajudamos a nós mesmos, mas também aos outros, criando uma rede de apoio e compreensão que pode fazer toda a diferença na luta contra o estigma da depressão.

Capítulo 10

"As sombras que encontramos na depressão nos ajudam a descobrir o que realmente somos e desejamos ser."

Apoio de Familiares e Amigos

A depressão é uma experiência profundamente solitária, mas também é uma jornada que não precisa ser enfrentada sozinha. O apoio de familiares e amigos desempenha um papel crucial na recuperação de quem enfrenta a doença. No entanto, o tipo de apoio oferecido pode fazer toda a diferença. Neste capítulo, discutiremos como oferecer suporte eficaz a alguém com depressão, a importância da empatia e compreensão nesse processo e como o cuidador pode também cuidar de si mesmo enquanto oferece ajuda.

10.1 Como Oferecer Suporte Eficaz

Quando um amigo ou familiar está enfrentando a depressão, pode ser difícil saber qual é a melhor forma de ajudá-lo. O apoio pode ser desafiador porque, muitas vezes, a pessoa com depressão não sabe o que precisa ou sente-se incapaz de expressá-lo. No entanto, existem formas de oferecer suporte que podem fazer uma grande diferença no processo de recuperação.

Ouvir Sem Julgar:

- Escuta Ativa: Muitas pessoas que enfrentam a depressão sentem-se incompreendidas. Ouvir com atenção e sem interromper é uma das formas mais importantes de oferecer apoio. A escuta ativa significa dar à pessoa o espaço para expressar seus sentimentos sem tentar minimizar o que ela está passando ou sugerir soluções rápidas.

- Evitar Frases Comuns de Consolação: Frases como "levante a cabeça" ou "isso vai passar" podem ser bem-intencionadas, mas muitas vezes são percebidas como desvalidadoras. Ao invés disso, procure expressar empatia com frases como: "Eu não posso imaginar o que você está passando, mas estou aqui para te apoiar."

Oferecer Apoio Prático

- Ajudar com Atividades Cotidianas: A depressão pode tornar as tarefas do dia a dia esmagadoras. Oferecer ajuda em tarefas simples, como fazer compras, cozinhar ou até ajudar a organizar a casa, pode aliviar uma grande pressão. A ajuda prática oferece à pessoa com depressão o tempo e a energia necessários para se concentrar em sua recuperação.

- Compromisso com o Processo de Tratamento: Ajudar a pessoa a acompanhar consultas médicas ou terapêuticas e oferecer apoio emocional durante esses momentos pode ser muito valioso. Incentivar o acompanhamento médico e a adesão ao tratamento, sem pressionar ou forçar, ajuda a manter o indivíduo no caminho certo para a recuperação.

Não Forçar a "Melhora":

-Paciência é Fundamental: É importante lembrar que a depressão não é algo que pode ser superado de uma hora para outra. A recuperação é um processo gradual. Embora a pessoa com depressão possa dar sinais de melhora ou piora, o importante é demonstrar paciência e apoio contínuo.

10.2 Importância da Empatia e Compreensão

A empatia é a chave para fornecer um suporte emocional eficaz. Quando alguém com depressão sente que é compreendido de forma genuína, isso pode ajudar a reduzir o peso da solidão e do estigma que muitas vezes acompanha a condição. No entanto, a empatia não significa sentir pena ou tratar a pessoa de forma condescendente; trata-se de validar seus sentimentos e reconhecer sua dor sem tentar consertar tudo.

Empatia Ativa:

- Reconhecer a Dor do Outro: Em vez de minimizar a experiência da pessoa, reconhecer a gravidade da sua dor é um passo importante para ajudar. A empatia envolve se colocar no lugar do outro, tentando compreender a profundidade dos seus sentimentos, mesmo que você não possa imaginá-los completamente.

- Aceitar a Ambiguidade e o Incômodo: A depressão pode ser um estado em que a pessoa se sente "quebrada" ou "incompleta". Muitas vezes, as pessoas próximas podem se sentir desconfortáveis com a situação, pois é difícil ver alguém que amamos sofrer. No entanto, a empatia implica estar presente, mesmo quando não sabemos exatamente como agir, oferecendo apoio sem a necessidade de soluções imediatas.

Respeitar o Espaço da Pessoa:

- Permitir o Silêncio: Em alguns momentos, a pessoa com depressão pode não querer falar ou interagir, e isso não significa que ela não precise de apoio. Oferecer o espaço para o silêncio, sem forçar uma conversa ou tentar fazer com que a pessoa "melhore", é uma forma importante de empatia. A presença silenciosa pode ser tão reconfortante quanto palavras de encorajamento.

Evitar a Comparação:

- Cada Pessoa É Única: É comum que familiares e amigos tentem comparar a situação da pessoa com a depressão com as suas próprias experiências. "Eu também passei por algo difícil, então sei como você se sente." Embora a intenção seja boa, essa comparação pode diminuir a experiência individual da pessoa com depressão. Em vez disso, é mais útil ouvir e aceitar os sentimentos dela como únicos e válidos.

10.3 Cuidando de Si ao Cuidar dos Outros

O apoio a uma pessoa com depressão pode ser emocionalmente desgastante, especialmente para familiares e amigos que assumem o papel de cuidadores. A dor de ver alguém que amamos sofrer pode criar um fardo emocional pesado. Por isso, é fundamental que quem está oferecendo apoio também cuide de sua própria saúde mental e emocional. O autocuidado não é egoísmo; ele é essencial para que o cuidador consiga continuar ajudando de forma saudável.

Estabelecer Limites:

- Reconhecer os Próprios Limites: Embora seja natural querer ajudar alguém querido, o cuidador precisa reconhecer os seus próprios limites emocionais. Não podemos dar o que não temos. Estabelecer limites claros sobre o que você pode ou não fazer é vital para preservar o próprio bem-estar e evitar o esgotamento emocional.

Procurar Apoio Pessoal:

- Buscar Ajuda Profissional: Assim como a pessoa com depressão pode precisar de terapia, o cuidador também pode se beneficiar de apoio profissional. O estresse e a sobrecarga emocional de apoiar alguém com depressão podem ser desafiadores. Buscar a ajuda de um terapeuta ou participar de grupos de apoio pode proporcionar ao cuidador o espaço necessário para processar suas próprias emoções.

Praticar Autocuidado Regular:

- Reservar Tempo para Si Mesmo: Cuidar de si mesmo é uma parte crucial do processo de apoiar os outros. Isso inclui reservar tempo para atividades que promovam o bem-estar, como exercícios, hobbies e momentos de lazer.

Também é importante garantir que você esteja descansando o suficiente e alimentando-se de maneira saudável. Ao cuidar de seu próprio corpo e mente, você estará mais apto a oferecer o apoio contínuo que a pessoa com depressão precisa.

Buscar Rede de Apoio:

- Compartilhar a Jornada: Ter uma rede de apoio é fundamental para o cuidador. Conversar com outros familiares, amigos ou até com outros cuidadores pode ajudar a aliviar a carga emocional. Compartilhar as dificuldades e as vitórias pode ajudar a manter a perspectiva e a fortalecer o cuidador durante o processo.

Conclusão:

O apoio de familiares e amigos pode ser um fator determinante na recuperação de alguém com depressão. No entanto, esse apoio precisa ser dado de forma consciente, respeitosa e empática. Oferecer escuta, compreensão e ajuda prática são formas valiosas de contribuir para o processo de cura. Ao mesmo tempo, é essencial que o cuidador também cuide de sua própria saúde mental e emocional, reconhecendo seus limites e buscando apoio quando necessário. Quando ambos, o indivíduo com depressão e o cuidador, estão comprometidos com o processo de cura e cuidado mútuo, as chances de sucesso na recuperação aumentam consideravelmente.

Capítulo 11

"A força verdadeira não está na ausência de dificuldades, mas na capacidade de reconstruir-se a cada queda."

Recaídas e Como Superá-las

A jornada com a depressão não é linear. Muitas pessoas que enfrentam a doença descobrem que, embora possam alcançar períodos de alívio e melhora significativa, recaídas podem ocorrer. Elas podem surgir de maneira inesperada ou em momentos de estresse elevado, e muitas vezes são vistas com um senso de frustração e desesperança. Neste capítulo, abordaremos o que são as recaídas na depressão, como lidar com elas de maneira eficaz e como cultivar a resiliência necessária para superar os desafios que surgem ao longo dessa jornada.

11.1 Compreendendo as Recaídas na Depressão

Uma recaída na depressão ocorre quando os sintomas, que podem ter sido controlados por algum tempo, retornam ou se intensificam. É importante entender que a recaída não é um sinal de falha ou de que o tratamento não funcionou. Ela é, na verdade, uma parte comum do processo de recuperação de muitas condições crônicas, incluindo a depressão.

115

Causas Comuns de Recaídas:

- Estresse e Mudanças na Vida: Mudanças significativas na vida, como a perda de um ente querido, dificuldades no trabalho ou nas relações pessoais, podem desencadear uma recaída. O estresse emocional sobrecarrega o sistema e pode trazer à tona sintomas da depressão que estavam adormecidos.

- Interrupção no Tratamento: Às vezes, as recaídas acontecem quando o tratamento, seja terapia ou medicação, é interrompido prematuramente. Isso pode ocorrer por uma sensação temporária de melhora, ou devido ao cansaço com o processo de tratamento.

- Fatores Biológicos e Genéticos: A depressão tem uma base biológica e genética que pode tornar alguém mais vulnerável a recaídas, mesmo após períodos de recuperação. Fatores como mudanças hormonais, predisposição genética ou desequilíbrios químicos no cérebro podem influenciar a recorrência dos sintomas.

- Mudanças na Saúde Física: Condições de saúde física, como problemas de sono, desequilíbrios alimentares ou doenças físicas, podem afetar negativamente a saúde mental, aumentando a probabilidade de recaídas.

O Impacto da Recaída:

Embora as recaídas sejam uma parte normal da recuperação, elas podem ser emocionalmente desafiadoras. Muitas pessoas podem se sentir desanimadas, frustradas e até culpadas por experimentar um retrocesso. É fundamental lembrar que recaídas não significam fracasso, mas uma oportunidade de reavaliar o tratamento e as estratégias que podem ser ajustadas para melhorar o bem-estar.

11.2 Estratégias para Lidar com Recaídas

Lidar com uma recaída pode ser um momento desafiador, mas é importante ter em mente que, com as estratégias corretas, é possível retomar o caminho da recuperação. Aqui estão algumas abordagens eficazes para gerenciar as recaídas:

1. Aceitação e Autocompaixão:

- Não Se Culpar: A culpa é um sentimento comum quando uma recaída ocorre, mas é importante combater esse impulso. Lembre-se de que a depressão não é uma falha pessoal, mas uma condição que precisa de atenção e cuidados contínuos. Praticar a autocompaixão e entender que as recaídas são normais pode ajudar a reduzir o peso emocional da situação.

- Aceitação do Processo: Em vez de lutar contra a recaída, aceitar que ela faz parte do processo de recuperação pode ajudar a aliviar a pressão. Reconheça que momentos difíceis acontecem, e que voltar ao tratamento com paciência e confiança é o melhor caminho a seguir.

2. Revisitar o Plano de Tratamento:

- Reavaliar o Tratamento: Se uma recaída ocorrer, pode ser útil revisar o plano de tratamento com um profissional de saúde mental. Isso pode incluir ajustes na medicação, sessões terapêuticas adicionais ou mesmo a implementação de novas técnicas de autocuidado.

- Buscar Ajuda Profissional: Falar com um terapeuta ou psiquiatra sobre os sintomas da recaída pode oferecer clareza e direção sobre como proceder. Os profissionais podem ajudar a identificar novos gatilhos ou fatores que podem ter contribuído para a recaída, além de sugerir ajustes no tratamento.

3. Estabelecer Pequenos Passos:

- Focar no Curto Prazo: Quando se está enfrentando uma recaída, olhar para o futuro pode ser avassalador. Portanto, estabeleça metas pequenas e alcançáveis, como sair de casa para uma caminhada curta ou fazer uma atividade que lhe traga prazer, mesmo que seja algo simples, como ouvir música ou ler um livro. Pequenas vitórias ajudam a construir confiança e criar um senso de controle.

- Reconhecer os Progresso: Mesmo em tempos difíceis, tente focar no que você já conquistou até aqui. A simples consciência de que a recaída não apaga todo o progresso feito pode ser uma fonte de motivação para seguir em frente.

4. Manter a Rede de Apoio:

- Pedir Apoio de Amigos e Familiares: Em momentos de recaída, ter um sistema de apoio é crucial. Converse com amigos ou familiares que compreendam sua situação e possam fornecer apoio emocional. Não hesite em pedir ajuda quando necessário, e seja transparente sobre o que está acontecendo.

- Participar de Grupos de Apoio: Muitas pessoas encontram força em grupos de apoio, seja presenciais ou online. Compartilhar suas experiências com outros que estão passando por situações semelhantes pode proporcionar alívio emocional e dar uma sensação de comunidade e compreensão.

11.3 Cultivando Resiliência em Momentos Difíceis

A resiliência é a capacidade de se recuperar frente às adversidades e seguir em frente após momentos de crise. Cultivar a resiliência é essencial para quem enfrenta recaídas na depressão, pois ela ajuda a pessoa a aprender com os desafios e a se fortalecer a cada obstáculo superado.

1. Praticar o Autocuidado Regular:

- Criar Rotinas Saudáveis: Estabelecer rotinas diárias que incluam cuidados físicos e emocionais pode fortalecer a resiliência. Isso inclui atividades como praticar exercícios físicos, comer de forma equilibrada, garantir uma boa qualidade de sono e ter momentos de lazer.

- Exercícios de Relaxamento e Mindfulness: Técnicas como meditação, respiração profunda e mindfulness ajudam a reduzir o estresse e a aumentar a capacidade de lidar com as emoções. Incorporá-las na rotina pode ser uma maneira poderosa de fortalecer a mente e o corpo.

2. Desenvolver um Mindset Positivo:

- Focar no Crescimento Pessoal: A resiliência também se alimenta de uma mentalidade de crescimento. Em vez de ver a recaída como um retrocesso definitivo, procure oportunidades de aprendizado. Cada episódio de dificuldades pode ensinar algo novo sobre si mesmo, suas limitações e suas forças. Isso fortalece a resiliência, criando uma visão mais positiva do processo de recuperação.

- Reforçar as Conquistas Passadas: Quando os desafios se acumulam, pode ser difícil lembrar das vitórias anteriores. Ao cultivar resiliência, é importante lembrar das superações já alcançadas. Cada etapa vencida é uma prova de sua capacidade de superar dificuldades, e isso deve ser reconhecido como um impulso para continuar.

3. Estabelecer Redes de Suporte para o Futuro:

- Planejamento para Recaídas Futuras: Embora ninguém queira que uma recaída aconteça, é útil se preparar mentalmente para ela. Criar um plano de ação para quando a recaída ocorrer, com passos claros para procurar ajuda e estratégias de enfrentamento, pode reduzir a ansiedade quando ela eventualmente acontecer.

- Fortalecer Relações e Conexões: Cultivar relações saudáveis e de apoio é uma das formas mais eficazes de promover resiliência. Cercar-se de pessoas que compreendam e apoiem sua jornada fortalece a capacidade de lidar com momentos difíceis e permite um retorno mais rápido ao equilíbrio emocional.

Conclusão:

As recaídas são uma parte natural da recuperação da depressão, e lidar com elas pode ser desafiador, mas não significa um retrocesso definitivo. Ao entender que as recaídas são temporárias e podem ser superadas com estratégias eficazes e apoio, é possível seguir em frente com confiança. Cultivar a resiliência, praticar o autocuidado e buscar ajuda quando necessário são passos cruciais para fortalecer a recuperação e garantir que os momentos difíceis não definam a trajetória da pessoa. Com paciência, autocompaixão e um foco constante no crescimento, é possível superar as recaídas e continuar a jornada rumo a uma vida equilibrada e significativa.

Capítulo 12

"Nenhuma dor é em vão; mesmo no sofrimento, a vida nos ensina a criar valor a partir do que nos falta."

Histórias de Superação e Esperança

Ao longo da jornada da depressão, momentos de esperança podem parecer distantes e difíceis de alcançar. Contudo, as histórias de superação nos lembram de que a recuperação é possível. Neste capítulo, vamos compartilhar relatos de pessoas que enfrentaram a depressão e encontraram o caminho para a cura. Também discutiremos como essas histórias de vida podem nos ensinar sobre força, autoestima e a importância de celebrar as pequenas vitórias ao longo do processo de recuperação.

12.1 Relatos de Pessoas que Superaram a Depressão

Os relatos de superação podem ser fontes poderosas de motivação, porque nos mostram que, embora a luta seja árdua, a recuperação é possível. Aqui estão algumas histórias de pessoas que enfrentaram a depressão e, com esforço e apoio, conseguiram retomar suas vidas:

História de João:

João, um homem de 35 anos, começou a perceber que algo estava errado quando se sentiu sem energia, triste e incapaz de se concentrar em seu trabalho. Ao longo de meses, ele se isolou de amigos e familiares, acreditando que isso fosse uma fase. No entanto, a tristeza se aprofundou e ele chegou a um ponto de desesperança, sentindo que não tinha mais forças para continuar. Foi então que ele procurou ajuda e foi diagnosticado com depressão grave. Após iniciar um tratamento com terapia cognitivo-comportamental (TCC) e medicação, João começou a entender melhor os padrões de seus pensamentos e a reconhecer suas emoções. Ele passou a aceitar que a cura não seria imediata, mas que cada dia era uma oportunidade de crescimento. Hoje, João não só gerencia sua saúde mental de maneira eficaz, mas também se tornou um defensor da saúde mental, compartilhando sua história para inspirar outros a procurarem ajuda.

História de Juliana:

Juliana, uma mulher de 28 anos, sempre foi vista como uma pessoa alegre, mas, após a perda de sua mãe, ela mergulhou em um estado de tristeza profunda que logo se transformou em depressão. Ela tinha dificuldade em sair da cama e mal conseguia realizar atividades básicas do dia a dia. Ao procurar terapia, Juliana descobriu que o luto não processado estava contribuindo para seu estado mental, além de fatores de ansiedade que já vinham sendo negligenciados há anos. Com o apoio de sua terapeuta e de um grupo de apoio online, Juliana aprendeu a processar sua dor, desenvolver estratégias para gerenciar suas emoções e a se reconectar com sua força interior. Ela descobriu que não precisava "superar" sua dor rapidamente, mas aprender a viver com ela, construindo uma nova forma de lidar com a perda e com a vida. Hoje, Juliana é uma defensora da importância do luto saudável e compartilha sua experiência com outros que estão passando por situações semelhantes.

História de Marcos:

Marcos, um empresário de 42 anos, foi diagnosticado com depressão após enfrentar um período de estresse extremo no trabalho, combinado com dificuldades pessoais. Ele descreve que sua depressão o fez sentir-se como se estivesse preso em uma "neblina", onde nada parecia ter sentido ou valor. Durante sua jornada de recuperação, Marcos descobriu o poder da meditação, da prática de mindfulness e da atividade física. Ele também buscou um tratamento farmacológico para equilibrar a química do cérebro, o que fez uma diferença notável. A cada dia, ele dava um passo pequeno, mas firme, em direção à recuperação. Hoje, Marcos fala abertamente sobre sua depressão e ensina outras pessoas a como integrar o autocuidado e a saúde mental no seu dia a dia de forma prática e acessível.

Essas histórias são apenas algumas entre tantas que nos ensinam que a depressão, embora uma condição séria, não define quem somos. Elas nos lembram que, por mais difícil que seja a caminhada, cada passo dado na direção da cura é uma vitória, e que nunca estamos sozinhos nessa luta.

12.2 Reflexões sobre Força e Autoestima

As histórias de superação nos revelam uma verdade importante: a força para superar a depressão muitas vezes vem de lugares inesperados. Em muitos casos, a verdadeira força reside em aceitar nossa vulnerabilidade, em reconhecer que não podemos fazer tudo sozinhos e que, por vezes, precisamos de ajuda para seguir em frente.

A Força de Ser Vulnerável:

Muitas pessoas com depressão têm uma percepção distorcida de si mesmas, acreditando que são fracas ou incapazes por não conseguirem lidar com seus próprios sentimentos. No entanto, reconhecer a própria vulnerabilidade é, na verdade, um ato de força. Pedir ajuda, admitir que se está lutando e buscar apoio requer coragem. A verdadeira força é encontrada na aceitação de que, às vezes, não somos invencíveis, e isso não diminui nosso valor.

A Reconstrução da Autoestima:

A depressão pode ter um impacto devastador na autoestima. A pessoa afetada pode se ver como inútil, indesejável ou sem valor. No entanto, ao longo do tratamento e da recuperação, a autoestima pode ser reconstruída. Cada pequena vitória — seja sair da cama, tomar um banho,

129

sair para uma caminhada ou simplesmente fazer uma refeição — pode ser uma fonte de reconquista da confiança e do valor próprio. Ao aprender a se tratar com mais compaixão e se dar crédito pelas pequenas conquistas, a pessoa vai restaurando sua autoestima de forma gradual.

Redefinindo o Sucesso Pessoal:

Superar a depressão também envolve redefinir o que significa ser bem-sucedido. Em vez de pressionar-se para alcançar padrões inatingíveis de produtividade ou felicidade, é importante reconhecer que a recuperação, por si só, já é uma grande vitória. Cada passo dado em direção ao bem-estar é uma conquista que merece ser celebrada. O sucesso pode ser redefinido como a capacidade de se levantar após uma queda, de aprender com os desafios e de continuar, com coragem e perseverança, a buscar uma vida mais saudável e equilibrada.

12.3 Celebrando as Pequenas Vitórias

Em meio à luta contra a depressão, é fácil focar apenas nos dias difíceis e nas dificuldades que ainda precisam ser superadas. No entanto, a verdadeira recuperação é construída a partir das pequenas vitórias que, somadas, formam a base de uma jornada transformadora.

Reconhecendo as Pequenas Conquistas:

A cada dia, há algo a ser celebrado, mesmo que seja algo aparentemente insignificante. Levantar-se da cama pela manhã, tomar uma ducha, enviar uma mensagem a um amigo, sair para uma caminhada — todas essas ações são vitórias. Quando a depressão está presente, essas tarefas simples podem parecer enormes. Portanto, é fundamental reconhecer e valorizar cada pequeno passo, pois cada uma dessas vitórias é uma evidência de que a pessoa está, de fato, se recuperando.

A Importância do Reforço Positivo:

Celebrar as pequenas vitórias também envolve oferecer a si mesmo reforço positivo. Isso pode ser feito de várias maneiras: seja com uma pausa para um momento de lazer, um jantar agradável, ou até mesmo com um elogio a si mesmo.

131

Quando reconhecemos nossas conquistas, por menores que sejam, criamos um ciclo positivo que fortalece nossa autoestima e nos dá motivação para continuar avançando.

Cultivando Gratidão:

Outro aspecto importante da celebração das pequenas vitórias é cultivar um senso de gratidão. A prática diária de listar coisas pelas quais somos gratos, mesmo em momentos difíceis, pode ajudar a mudar a forma como vemos o mundo. A gratidão nos ensina a perceber o positivo, a focar nas coisas boas, e a reconhecer o progresso, por mais modesto que seja.

A Jornada da Recuperação:

A jornada da depressão é longa, e pode haver muitos altos e baixos ao longo do caminho. Contudo, ao focar nas pequenas vitórias, podemos construir uma base sólida para uma vida mais saudável e equilibrada. Com o tempo, essas vitórias se somam, e nos mostram que a recuperação é, de fato, possível. Celebrar essas vitórias não é um ato de negação da dificuldade, mas sim uma forma de afirmar a nossa capacidade de superar os desafios.

Conclusão:

As histórias de superação são lembretes poderosos de que, mesmo nos momentos mais sombrios, existe a possibilidade de recomeço. Elas nos ensinam que a força não está apenas em resistir à dor, mas também em aceitá-la e transformá-la ao longo do caminho. A recuperação da depressão é uma jornada complexa e, muitas vezes, desafiadora, mas as pequenas vitórias, as reflexões sobre nossa força e autoestima, e a celebração de cada conquista são os marcos que nos mostram que a esperança nunca está longe demais. Com paciência, perseverança e apoio, é possível não apenas superar a depressão, mas também florescer e criar uma vida nova e mais plena.

A Jornada de Superação da Depressão

Chegamos ao fim deste livro, mas sabemos que, para muitos, a jornada da recuperação é apenas o começo. Ao longo dos capítulos, exploramos os diversos aspectos da depressão — desde suas causas e sintomas, até os tratamentos disponíveis e as histórias de superação que inspiram esperança. Agora, é hora de refletir sobre o que aprendemos e o que fica para cada um de nós. A conclusão deste livro não é um fim, mas um convite à continuidade da jornada, com mais conhecimento, mais empatia, e mais coragem.

Resumo dos Principais Pontos

Neste livro, buscamos entender a depressão de forma holística — abordando não apenas os aspectos clínicos, mas também o impacto emocional, psicológico e social dessa condição. O que ficou claro ao longo de nossa exploração é que a depressão não é uma fraqueza ou uma falha pessoal, mas uma condição complexa que envolve fatores biológicos, ambientais, sociais e psicológicos.

- A Depressão é mais do que tristeza. Ela envolve uma série de sintomas emocionais, físicos e comportamentais que podem afetar todos os aspectos da vida de uma pessoa. Não é algo que se resolve com "força de vontade", mas sim com tratamento e suporte adequados.

- O tratamento da depressão é multifacetado. Pode envolver terapia psicológica, medicamentos, mudanças no estilo de vida e o uso de técnicas complementares. O mais importante é que a pessoa busque o tratamento que seja mais adequado ao seu caso e que esteja disposta a integrar diferentes abordagens no processo de cura.

- A ansiedade e a depressão estão frequentemente interligadas. Reconhecer a relação entre essas duas condições é essencial para entender a dinâmica de como elas se manifestam e como podem ser tratadas juntas.

- O apoio de familiares e amigos é crucial. Para aqueles que estão ao redor da pessoa com depressão, aprender a oferecer apoio com empatia e paciência pode fazer toda a diferença. O estigma ainda é uma barreira, mas juntos podemos criar um ambiente de aceitação e compreensão.

- A recuperação da depressão não é linear. Haverá dias bons e dias ruins. Contudo, a jornada é marcada por pequenas vitórias, e cada passo adiante merece ser celebrado. A persistência e a resiliência, mais do que a perfeição, são as chaves para a superação.

Encorajamento para a Busca de Ajuda

A busca de ajuda é um ato de coragem. Muitas pessoas com depressão sentem-se sozinhas,

135

incompreendidas, ou até mesmo envergonhadas de procurar tratamento. No entanto, o maior passo que alguém pode dar em direção à recuperação é justamente o de reconhecer que não há vergonha em buscar apoio.

Se você está lendo este livro e sente que está lutando contra a depressão, lembre-se de que não precisa enfrentar isso sozinho. Buscar um profissional qualificado, seja um terapeuta, um psiquiatra ou um psicólogo, é fundamental. Eles têm as ferramentas, a experiência e o conhecimento para ajudá-lo a entender sua condição e desenvolver estratégias para lidar com ela.

E para aqueles que amam ou cuidam de alguém com depressão, a melhor maneira de apoiar é encorajando essa busca por ajuda. Seja uma fonte de apoio emocional, mas também incentive a pessoa a procurar profissionais que possam oferecer as intervenções necessárias.

A ajuda está disponível, e dar o primeiro passo em direção a ela é o começo de um novo capítulo em sua vida. Não espere mais. Sua saúde mental é tão importante quanto a sua saúde física, e buscar ajuda é o primeiro ato de autocompaixão que você pode oferecer a si mesmo.

Reflexão sobre Perseverança e Autocompaixão

A depressão pode parecer uma condição insuperável em muitos momentos, mas é importante lembrar que a perseverança não é medida pela ausência de falhas ou dificuldades. A perseverança é a capacidade de continuar, mesmo quando a caminhada se torna difícil. E, muitas vezes, é através dos desafios que descobrimos nossa verdadeira força.

Autocompaixão, por sua vez, é um conceito fundamental para quem enfrenta a depressão. Em um mundo que frequentemente valoriza a produtividade e a perfeição, é essencial que aprendamos a ser gentis conosco mesmos. A autocompaixão nos ensina que somos humanos, que todos têm limitações, e que, mesmo nos momentos mais difíceis, podemos tratar-nos com o mesmo carinho e cuidado que ofereceríamos a um amigo querido.

Perseverar na recuperação não significa ser incansável ou não cometer erros. Significa dar-se permissão para falhar e, ainda assim, continuar avançando. Cada dia, cada passo — seja ele pequeno ou grande — é um passo na direção certa.

137

Ao praticar a autocompaixão, lembre-se: você merece o melhor de si mesmo.

Reconheça que a depressão não define você e que você é digno de amor, apoio e cuidado. É necessário acreditar que cada pequeno avanço na sua jornada é um triunfo, e que o processo de cura, com todas as suas dificuldades, é uma experiência profundamente humana.

Últimas Palavras

A recuperação da depressão é uma jornada longa, mas com cada dia que passa, você se aproxima mais da construção de uma vida mais equilibrada e satisfatória. Este livro foi escrito para você — para quem está vivendo com a depressão, para os que amam essas pessoas, e para todos que buscam mais compreensão sobre o que significa viver com essa condição.

Se você é uma pessoa que luta contra a depressão, lembre-se: você não está sozinho. Há um caminho à frente, e o primeiro passo já foi dado ao procurar saber mais sobre o que você está enfrentando. À medida que você avança, celebre cada pequena vitória, busque apoio quando necessário, e, acima de tudo, seja gentil consigo mesmo.

A depressão pode ser uma das maiores adversidades que você enfrentará, mas com perseverança, autocompaixão e apoio, a superação é possível. Como qualquer jornada de cura, a recuperação é única, mas cada passo em direção ao bem-estar é um passo na direção certa. Por mais difícil que seja, a esperança nunca desaparece. Ela está dentro de você, esperando ser resgatada.

139

Dirceu Emiliano

Apêndices

Os apêndices são uma seção fundamental para quem busca aprofundar-se no tema da ansiedade e encontrar apoio prático. Aqui, você encontrará recursos que podem ajudar tanto no tratamento quanto na compreensão da ansiedade, além de recomendações de materiais para ampliar seu conhecimento.

A.1 Recursos de Apoio e Ferramentas para o Tratamento da Ansiedade

O tratamento da ansiedade muitas vezes envolve uma combinação de abordagens, e existem ferramentas práticas que podem ser muito úteis para quem lida com essa condição. Algumas dessas ferramentas incluem:

- Aplicativos de Terapia e Autocuidado: Aplicativos como Calm, Headspace e MindShift oferecem exercícios de respiração, meditação guiada e registros de pensamentos que ajudam a controlar a ansiedade diária. Esses apps são facilmente acessíveis e podem ser incorporados à rotina, oferecendo suporte no desenvolvimento da atenção plena e do relaxamento.

- Diários de Ansiedade: Manter um diário pode ser uma técnica eficaz para organizar pensamentos e expressar sentimentos. Algumas pessoas acham útil registrar seus pensamentos automáticos e, depois, reavaliá-los para reduzir a intensidade de respostas ansiosas.

- Recursos de Terapia Online: Para quem prefere terapia virtual, existem várias plataformas que conectam pacientes a terapeutas qualificados. Esses recursos podem ser ideais para quem tem uma rotina agitada ou vive em áreas onde o acesso a profissionais de saúde mental é limitado.

A.2 Indicações de Livros, Artigos e Websites

O conhecimento é uma ferramenta poderosa no enfrentamento da ansiedade. Abaixo estão algumas recomendações de livros e artigos de leitura acessível, bem como websites com informações validadas sobre o assunto.

- Livros:

- Mentes Ansiosas de Ana Beatriz Barbosa Silva Este livro oferece uma visão abrangente sobre a ansiedade, suas causas e tratamentos, explicando de maneira acessível o impacto da condição no cotidiano.

- A Mente Vencendo o Humor de Dennis Greenberger e Christine A. Padesky – Um guia prático que ensina o leitor a desenvolver habilidades para lidar com a ansiedade e a depressão por meio de técnicas da terapia cognitivo-comportamental (TCC).

- Artigos:

- Diversos artigos acadêmicos estão disponíveis gratuitamente em sites como PubMed e Google Acadêmico, permitindo acesso a pesquisas atualizadas sobre ansiedade.

- Portais de psicologia e saúde mental, como o Portal de Saúde Mental e Psicologia Viva, também compartilham artigos escritos por profissionais que desmistificam a ansiedade e oferecem dicas de tratamento.

- Websites:

- Anxiety and Depression Association of America (ADAA): Oferece uma série de recursos e artigos educativos, com seções específicas para diferentes tipos de transtornos de ansiedade.

- Mind (Reino Unido): Esse site oferece uma abordagem prática para o bem-estar mental e inclui guias completos sobre técnicas de autocuidado.

A.3 Técnicas de Relaxamento e Guias de Meditação

Para gerenciar a ansiedade no dia a dia, o uso de técnicas de relaxamento e meditação pode ser extremamente eficaz. Abaixo, estão algumas práticas recomendadas:

- Respiração Profunda e Controle da Respiração: Uma técnica simples e poderosa que ajuda a acalmar o sistema nervoso.

Inspire profundamente pelo nariz, segure a respiração por alguns segundos e expire lentamente pela boca. Repetir esse exercício de cinco a dez vezes pode ajudar a reduzir os sintomas físicos da ansiedade.

- Meditação Guiada: Aplicativos como *Insight Timer e Calm* oferecem meditações guiadas para ajudar a relaxar e reduzir a ansiedade. Meditações de cinco a quinze minutos podem ser suficientes para reduzir o estresse e aumentar o foco.

- Exercícios de Relaxamento Muscular Progressivo: Este método envolve contrair e relaxar grupos musculares, promovendo uma sensação de relaxamento. Comece pelos pés e suba até o rosto, contraindo e relaxando os músculos gradativamente.

A.4 Grupos de Apoio e Organizações para Pessoas com Ansiedade

Participar de um grupo de apoio é uma maneira poderosa de obter suporte emocional e compartilhar experiências com outras pessoas que compreendem os desafios da ansiedade. Além disso, organizações que oferecem assistência e materiais educativos podem ser de grande auxílio:

- Grupos de Apoio Presenciais e Online: Existem grupos de apoio para ansiedade em diversas cidades, e muitos oferecem opções de participação online. Organizações como *Grupos de Mútua Ajuda em Saúde Mental* e redes sociais específicas para a saúde mental, como a *Mental Health America*, facilitam o contato entre pessoas com ansiedade, promovendo espaços seguros de troca e suporte.

- Organizações de Apoio à Saúde Mental:

- Associação Brasileira de Familiares, Amigos e Portadores de Transtornos Afetivos (ABRATA): Esta associação oferece recursos e grupos de apoio para familiares e pessoas com transtornos de ansiedade e depressão no Brasil.

- Associação de Apoio a Doenças da Ansiedade (AADA): Uma organização dedicada ao fornecimento de informações sobre ansiedade, que também organiza eventos de conscientização e oferece materiais educativos.

- Iniciativas Online e Fóruns de Discussão: Além de grupos tradicionais, fóruns online como Reddit, em comunidades como "r/Anxiety", permitem que as pessoas compartilhem suas experiências e dicas em um ambiente anônimo e de fácil acesso.

Conclusão dos Apêndices

Os recursos listados nesta seção oferecem suporte prático e emocional, reforçando que existem muitas opções para lidar com a ansiedade. Desde técnicas de autocuidado até grupos de apoio e ferramentas digitais, o importante é encontrar as opções que mais se alinhem às necessidades e ao estilo de vida de cada pessoa.